青少年沙盘游戏理论与应用

QINGSHAONIAN
SHAPAN YOUXI
LILUN YU YINGYONG

史耀芳 著

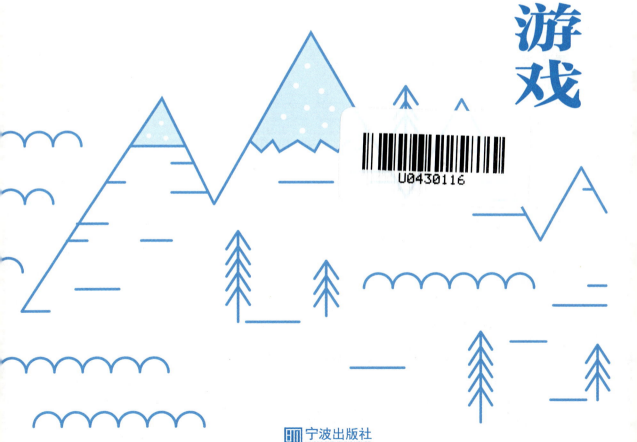

宁波出版社
NINGBO PUBLISHING HOUSE

图书在版编目（CIP）数据

青少年沙盘游戏理论与应用 / 史耀芳著 . — 宁波：宁波出版社，2021.6
 ISBN 978-7-5526-4256-8

Ⅰ . ①青… Ⅱ . ①史… Ⅲ . ①青少年—精神疗法
Ⅳ . ① R749.055

中国版本图书馆 CIP 数据核字（2021）第 070647 号

青少年沙盘游戏理论与应用

史耀芳　著

出版发行	宁波出版社
地址邮编	宁波市甬江大道 1 号宁波书城 8 号楼 6 楼　315040
网　　址	http://www.nbcbs.com
责任编辑	邵晶晶　陈　静
责任校对	秦梦嫄　陈　钰
装帧设计	金字斋
印　　刷	宁波白云印刷有限公司
开　　本	787 毫米 ×1092 毫米　1/16
印　　张	12
字　　数	180 千
版　　次	2021 年 6 月第 1 版
印　　次	2021 年 6 月第 1 次印刷
标准书号	ISBN 978-7-5526-4256-8
定　　价	48.00 元

本书若有倒装缺页影响阅读，请与出版社联系调换，联系电话：0574-87248279

自 序

人曰：一沙一盘一世界，一花一草一清风；一人一座一杯酒，一生一世一红尘。又云：天圆地方，感宇宙之无限；沙里盘外，觉世界之虚实。

沙盘游戏是由瑞士荣格心理分析学者多拉·卡尔夫（Dora M. Kalff）创立的心理分析技术。作为一种非语言的心理咨询治疗技术，沙盘游戏被广泛应用于中小学心理健康教育与心理咨询（辅导）中，是目前国际上公认的能有效促进中小学生心理成长、纾缓心理压力、解除心理矛盾的一种心理健康教育、心理咨询（辅导）与心理治疗的工具。

自浙江省教育厅2017年3月启动中小学心理健康教育示范点与标准化建设项目以来，沙盘游戏，作为学校心理咨询（辅导）室的标配，开始进入中小学，在中小学心理健康教育过程中起到了积极的作用，深受广大老师和学生的欢迎。鉴于沙盘游戏极强的技术性，如何更好地发挥沙盘游戏在中小学心理健康教育中的作用？如何规范地对学校老师进行较为系统、科学、有效的培训？这些都是需要认真对待的问题。

2009年，我接触沙盘游戏，开始了追随申荷永教授学习、实践、研究的十年历程，逐渐积累了经验。拙作《青少年沙盘游戏理论与应用》，在保留沙盘游戏整体架构与脉络的基础上，从中小学心理健康教育以及中小学教师的实践出发，根据初学者对沙盘游戏需要掌握的基础知识与基本技能，精心安排撰写体例。全书舍繁就简，注重实用，适合中小学教师及社会其他人士阅读。同时，书中用相当的篇幅，从中国文化的角度对沙盘游戏进行了探析，相信会给人耳目一新的感觉。

本书将带领广大中小学教师及社会其他人士走进精彩的沙盘游戏世界，共享纷呈华丽的人生。

史耀芳

2021 年 4 月

目 录

第一章 透过迷雾映日出
——沙盘游戏的前世今生 ········· 001

第一节 沙盘游戏的溯源 ········· 003

一、沙盘游戏:沙与游戏 ········· 003
二、沙盘游戏:基本概览 ········· 005
三、沙盘游戏:发展进程 ········· 009

第二节 沙盘游戏的解说 ········· 014

一、沙盘游戏:"沙"之含义 ········· 014
二、沙盘游戏:"盘"之含义 ········· 015
三、沙盘游戏:"游戏"之含义 ········· 016

第三节 沙盘游戏指导师的培训 ········· 018

一、初级水平:分步引领,规范操作 ········· 018
二、中级水平:心理分析,研判到位 ········· 019
三、高级水平:督导提升,融会贯通 ········· 021

第二章 山头斜照却相迎
—— 沙盘游戏的理论拾掇 ········· 025

第一节 中国文化与沙盘游戏 ········· 027
一、《易经》与沙盘游戏 ········· 027
二、太极与沙盘游戏 ········· 028
三、道、禅与沙盘游戏 ········· 029

第二节 "世界技法"与沙盘游戏 ········· 030
一、"世界技法"与地板游戏 ········· 030
二、"世界技法"与儿童游戏 ········· 030
三、"世界技法"的操作方法 ········· 031

第三节 荣格分析心理学与沙盘游戏 ········· 032
一、人格结构 ········· 032
二、原型 ········· 034
三、象征 ········· 034

第三章 淡妆浓抹总相宜
—— 沙盘游戏室的基本设置 ········· 037

第一节 沙盘游戏室的设置 ········· 039
一、选址 ········· 039

二、装饰 …………………………………………………… 040

三、摆设 …………………………………………………… 040

第二节　沙盘游戏器具的配置 …………………………………… 042

一、沙盘 …………………………………………………… 042

二、沙具 …………………………………………………… 043

三、其他 …………………………………………………… 043

第三节　沙盘游戏室的管理 ………………………………………… 046

一、制度管理 ……………………………………………… 046

二、使用管理 ……………………………………………… 047

三、保密守则 ……………………………………………… 047

第四章　横看成岭侧成峰
——沙盘游戏的基础技术 …………………………… 049

第一节　沙盘游戏的年龄特征 ……………………………………… 051

一、幼儿沙盘游戏的特征 ………………………………… 051

二、小学生沙盘游戏的特征 ……………………………… 052

三、中学生沙盘游戏的特征 ……………………………… 053

第二节　沙盘的空间分布 …………………………………………… 055

一、沙盘四边空间分布 …………………………………… 056

二、沙盘四角空间分布 …………………………… 057

　　三、沙盘中间区域分布 …………………………… 057

第三节　沙盘游戏的主题分析 ………………………… 059

　　一、创伤主题 ……………………………………… 060

　　二、治愈主题 ……………………………………… 063

　　三、转化主题 ……………………………………… 065

第五章　落花已作风前舞
——沙盘游戏的操作技术 …………………………… 067

第一节　个体沙盘游戏的引导技术 …………………… 069

　　一、创作阶段 ……………………………………… 069

　　二、咨询治疗阶段 ………………………………… 071

　　三、结束阶段1（单次沙盘游戏的结束方法）……… 075

　　四、结束阶段2（整轮沙盘游戏的结束方法）……… 077

第二节　团体沙盘游戏的引导技术 …………………… 078

　　一、准备阶段：介绍规则 ………………………… 078

　　二、制作阶段：操作规范 ………………………… 079

　　三、咨询治疗阶段：讨论访谈 …………………… 081

　　四、结束阶段：善后清散 ………………………… 082

第三节　沙画的解盘技术 ·············· 084

　　一、解盘的条件 ················· 084

　　二、沙画解盘技术 ··············· 086

　　三、初始沙盘：意义与分析 ········· 089

第六章　谁持彩练当空舞
——沙盘游戏的深度分析技术 ······ 093

第一节　原型及原型意象 ·············· 095

　　一、原型 ······················· 095

　　二、原型意象 ··················· 099

　　三、沙盘游戏中的原型意象 ········· 100

第二节　沙具类型及其象征 ············ 102

　　一、沙具的类型 ················· 102

　　二、沙具的象征意义 ············· 107

　　三、十二生肖：沙具象征与人生智慧 ·· 110

第三节　中国文化及意蕴 ·············· 121

　　一、从东方哲学看沙盘游戏 ········ 121

　　二、从沙盘游戏看中国文化 ········ 124

　　三、中国文化：智慧与意蕴 ········· 126

第七章 莫道今年春来早
——沙盘游戏在学校教育中的应用 ………… 135

第一节 沙盘游戏在促进学生自我适应中的应用 ……… 137
一、在学生环境适应中的应用 ………… 137
二、在学生关系适应中的应用 ………… 139
三、在学生学习适应中的应用 ………… 140
四、在学生生活适应中的应用 ………… 142

第二节 沙盘游戏在培养学生心理品质中的应用 ……… 144
一、在培养学生自尊自信品质中的应用 ………… 144
二、在培养学生乐观豁达品质中的应用 ………… 146
三、在培养学生坚强抗挫品质中的应用 ………… 148
四、在培养学生幸福快乐品质中的应用 ………… 151

第三节 沙盘游戏在帮助学生问题矫正中的应用 ……… 154
一、在一般心理问题学生中的应用 ………… 154
二、在严重心理问题学生中的应用 ………… 159
三、在重大心理危机学生中的应用 ………… 164

附:沙盘游戏治疗师的成长之路 ………… 171

参考文献 ………… 176
后　记 ………… 178

第一章　透过迷雾映日出
—— 沙盘游戏的前世今生

"领略迷人的西域风情,聆听沙的呼吸;触摸历史的脉搏,追寻丝路的足迹。"这是某旅行社刊登的广告。说起西域,我们眼前就会浮现出大量的沙与沙漠。

沙,随处可见,到处都有。不同国家、不同年代的人们,在童年时期几乎都有玩沙的经验。

第一节　沙盘游戏的溯源

沙,被认为是构造世界的象征物,而沙本身就是一个世界。英国诗人威廉·布莱克(William Blake)就曾在《天真之歌》中写道,我们可以在"一粒沙中看到整个世界"。

一、沙盘游戏:沙与游戏

(一)"沙"的流彩时光

我们经常可以看到有人在溪边、河边,乃至海滩边,在沙的世界里自由地触沙、漏沙、掘沙、堆沙等,他们在玩沙中感受到轻松与快乐,仿佛回到童年时光。沙,具有回归与退行的作用。

随着年龄的增长,人们玩沙的方式增加了许多,比如滑沙。这是人们又一次与沙的零距离接触。

滑沙起源于非洲,是非洲独有的体育娱乐项目。相传在西南非洲有一个叫"纳比"的地方,那是世界上最古老的沙漠,滑沙运动便从那里兴起。

我国在二十世纪八十年代就有了滑沙这项娱乐活动。滑沙是继滑冰、滑水、滑雪、滑草之后的又一新兴运动,它使户外运动爱好者在运动的同时又能领略到沙漠的绮丽风光。

沙子具有流动性和可塑性。利用这些特性,人们可以想象着用它来建造自己心中的城堡、村庄、山川和河流，以及其他任何东西——沙画正是据此而来。

沙画，即用沙子作画。沙画起源于中国，有着深远的历史。沙画这种独特的艺术形式，依托深厚的文化底蕴和文化内涵，结合现代人的审美观，采用产自神奇大自然的天然彩沙，经手工精制而成。

如果你能从沙子的幻象中看到某种真实，沙子便具有了医治烦恼这一特性。

进入二十一世纪以来，随着旅游业的发展，一种新型的玩沙方式——沙雕，在我国风靡一时。沙雕，作为一种艺术形式，起源于美国。我国舟山国际沙雕节创办于1999年，是目前国内规模最大的沙雕艺术节。

由于沙子分布的广泛性，几乎每一个人都有玩沙子的经历。当人们触碰到沙子的时候，细密的沙会使人们产生一种儿童化的情感，仿佛回到了无忧无虑的童年，回归到母亲的怀抱，从而消除了紧张感和焦虑感，暂缓了自身的心理烦恼。细密的沙为人们创造了一种理想的触觉，使人们得到了放松，在人们的内心世界和外部世界间架起了一座桥梁。

（二）"游戏"的时空穿越

游戏，是人与动物共有的本能，也是他们早期处世的习练，这从群居动物（如狮子）的幼崽相互打闹和嬉戏中可见一斑。

在人类社会中，游戏一直是一项重要的文化活动。早在茹毛饮血、穴居巢处的原始时代，先民们就有拉着牛尾巴唱歌跳舞，或者围着打来的猎物手舞足蹈的活动，或许这些便是最为原始的游戏形式。我国古代一些较为简单的游戏，诸如斗鸡、赛狗等，都是当时社会上十分流行的游戏。

在心理学上，游戏对个体发展的重要性不言而喻：婴儿从功能性游戏中学会了模仿，幼儿从象征性游戏中学到了经验，小学生在规则性游戏中习得了规则意识，中学生在社会性游戏中体验了社会化过程。可以说，游戏主导了儿童的认知和发展。另一方面，儿童的学习是通过游戏活动进行的（玩是游戏的另一种说法，"玩"字的繁体写法是"叝",意思是两个儿童在白天的学习)。游戏是儿童实现自我价值的最佳载体,同时也是教育儿童的最佳途径。

十九世纪晚期,随着"重新关注儿童"运动的兴起,微缩模型市场慢慢兴旺起来。当时,英国作家威尔斯(H.G.Wells)与他的两个儿子经常玩一个游戏:他们在盒子里自由选取玩具,然后拿出来随意摆放在地板上划定的区域里,这能使人身心愉悦。威尔斯把这个游戏称为"地板游戏",并把它记录在了他1911年出版的《地板游戏》(*Floor Games*)一书之中。地板游戏实际上已经具备了沙盘游戏的基本特点,可以看作沙盘游戏的雏形。

玛格里特·洛温菲尔德(M.Lowenfeld)出生于英国伦敦。1928年,洛温菲尔德创建了自己的儿童心理诊所。受威尔斯地板游戏的影响,洛温菲尔德收集了许多小玩具和小物件,她把这些小玩具和小物件放在一个箱子内,称其为"神奇的箱子"。第二年,洛温菲尔德在自己的新诊所里添置了两个镀锌的箱子,一个用来装沙子,一个用来盛水,"世界技法"(the world technique)由此诞生。

二、沙盘游戏:基本概览

(一)沙盘游戏的认定

多拉·卡尔夫生于瑞士,1949年开始学习荣格心理学理论,1956年开始跟随洛温菲尔德进行了为期一年的"世界技法"的学习。在荣格的鼓励和支持下,卡尔夫将自己多年的荣格心理学训练与"世界技法"相结合,并对此赋予系统性和科学性的解释,形成了自己的理论观点和心理治疗方法。她把改造后的"世界技法"称为"沙盘游戏"(Sandplay)并进行推广,逐渐受到国际心理学界的重视。

国际沙盘游戏治疗学会(ISST)成立于1985年,该组织对沙盘游戏的权威认定是:沙盘游戏是一种以荣格心理学原理为基础,由多拉·卡尔夫发展创立的心理咨询与治疗的方法。

由此可见,沙盘游戏的概念,实质上已经包括了沙盘游戏治疗的内涵。

(二)沙盘游戏的特点

1. 轻松:随心所欲

(1)学生的心情轻松。当学生进入沙盘游戏室这一受保护的环境,他们会有一种从未有过的轻松感觉。在这里,他们可以收放由心、挥洒自如,真正获得一种放松、轻盈的心理状态。

(2)学生的行为轻松。学生在进行沙盘游戏的过程中,在沙具的选取与摆放、沙子的拨弄与叠放、沙盘游戏作品(以下简称沙画)的构建与修饰等行为上,始终处于一种放松的状态。

(3)师生的沟通轻松。学生在与心理教师的对话过程中也处于一种轻松的状态,他们可以不用考虑该怎么回答,回答结果是对还是错都不重要。他们也不用顾忌盘面是优雅还是杂乱,在那一刻,对他们来说,真的是随心所欲了。

这种轻松的情境有助于学生进入自我世界,架构起意识与无意识的桥梁,学生无须顾虑太多。

2. 安全:时空保护

(1)空间上的安全感。在自由、安全、受保护的沙盘游戏室中,学生在无人干扰的情况下,进行着沙盘游戏。

(2)时间上的安全感。沙盘游戏一般预设了较为充足的时间,在这段时间中,学生可以随心所欲地做自己的沙盘游戏,没有人会催促、打扰他们。

(3)心理上的安全感。在心理教师的全程陪护下,学生在沙盘游戏中会有一种"依靠感",心中踏实。在这过程中,学生能焕发童心、放松心情、消除恐惧、缓解防御心理。

3. 体验:静默见证

(1)静能驱烦。在一个自由、充满安全感的空间里,学生浸润在沙盘游戏过程及沙画的创作中,恰似细水长流,润物无声。在这过程中,他们会不知不觉地放下烦心事,情绪中少了躁动,多了宁静。

(2)静能生慧。学生在沙盘游戏的世界中遨游着,细细地品味沙盘游戏所带来的一切。小小的沙盘似乎在告知他们事该怎么做、路该怎么走、眼下的困难该怎么克服。渐渐地,他们会领悟到接下来该怎么做才能走出眼下的困境。

(3)静能自强。沙盘游戏能让学生进入他们所向往的未来世界,使他们对今后的生活多一分希望,对今后的人生多一分憧憬,增强他们克服困难的决心和勇气。经过对沙画的反复体验,学生可以从紧张的压力下解脱出来,自信、坚强地面对现实生活。

4. 疗愈:助人自助

(1)环境疗愈。学生进入心理教师为他们精心设置的自由、安全、受保护的沙盘游戏室后,仿佛打开了许多强加在他们身上的"枷锁",他们会感觉到从未有过的放松和自在。此情此景,具有助人自助、自我疗愈的功能。

(2)过程疗愈。在沙盘游戏过程中,学生在选取沙具、摆放沙具、调整沙具或进行相关布局、挖沙、筑洞等活动中,都能得到充分释放。让学生自由、放松地投入游戏,这就是沙盘游戏的疗愈效能。

(3)物件疗愈。沙,本身具有回归以及促进适度退行的作用。沙盘游戏可以帮助学生从沙子与沙具的各种组合和造型中看到真实的自我,从而使得沙盘游戏具有疗愈的功能。此外,沙画是个体潜能的象征,当这些象征被表现出来之后,个体内在的潜能(包括自我疗愈的能力)就会被激发出来,使个体获得自愈。

(4)心灵疗愈。在沙盘游戏中,学生具有全新的自我写实,促使意识与无意识的沟通,从而获得无意识的表达。在沙盘游戏中,通过与心理教师进行语言和心灵上的交流,学生得到了体验和释放。此外,沙画是学生的内心投射,实质上达到了某种"倾诉"的功效。这是学生获得自我疗愈的重要原因。

(三)沙盘游戏的用途

沙盘游戏作为一种心理咨询与治疗方法、一种心理分析技术,由于其非语言性的特点,特别适合语言能力还未充分发展或有语言障碍的中小学生。

1. 促进中小学生的自我发展

沙盘游戏能展示个人内心深处的世界,让学生了解自己的深层次需求,进而与无意识直接接触,感受无意识,从而使自己的心灵发生转化。沙盘游戏可以帮助学生进行自我调节,解决许多困扰自己、影响自己发展的问题。比如,可以提高学生的自信心、想象力和创造力,完善学生的性格,提高学生的社交技巧,促进学生自我发展。

2. 化解中小学生的学习问题

沙盘游戏能缓解或消除许多影响学生学习进步及妨碍学生学习的因素。如能提高学生的注意力,培养学习习惯,激发学习兴趣,缓解厌学现象等。

3. 疏导中小学生的心理问题

沙盘游戏能够对诸如人际交往问题、情绪问题、行为问题、性格问题等提供帮助,并能够有效缓解焦虑、紧张、抑郁等情绪,释放压力。

4. 矫正中小学生的心理障碍

沙盘游戏对孤独症、多动症、强迫症、恐怖症、抑郁症、焦虑症、社交困惑、躯体化、创伤后应激障碍(PTSD)等均有疗效。

5. 增进中小学生的家庭和谐

沙盘游戏可以个体单独进行,也可以团体一起完成。家庭沙盘游戏可以有效改善家庭成员关系,增强家庭成员间深层次的心灵沟通,改进家庭教育方式,促进学生健康成长。另外,沙盘游戏对培养学生良好性格和行为习惯的作用尤其明显。

6. 凝聚中小学师生工作团队

某一特定团队(如教师团体、学生班组等)通过沙盘游戏,可以发现团队的共性,加强团队成员间的交流,提高团队凝聚力,改善团队气氛,从而释放每个团队成员的工作或学习压力,提高团队成员的能力。

此外,沙盘游戏还可以在中小学课外活动、中小学家长学校中进行广泛应用。自从被引入中国,沙盘游戏有了长足的发展。

三、沙盘游戏:发展进程

沙盘游戏创立后,很快就引起了广泛关注。同时,随着卡尔夫到意大利、德国、美国和日本等地讲学,世界各地的沙盘游戏研究群体迅速发展,其中以欧美国家和日本为最。

(一)沙盘游戏在日本的发展

河合隼雄(Hayao Kawai)是日本第一位到瑞士跟随卡尔夫学习沙盘游戏技术的临床心理学家。1965年他回国后把沙盘游戏引入日本。在日本民间游戏中,有一种游戏是用一些小模型在盒子中创造图景,如同盆景、盆栽等,这类似于"Sandplay"的做法,叫"HAKONIWA",汉字写为"箱庭"。因此,日本将"Sandplay"叫作"Hakoniwa Therapy",汉字写作"箱庭疗法"。

1969年,由河合隼雄撰写的日本第一本箱庭疗法著作《箱庭疗法入门》出版。随后,日本另一位沙盘游戏专家——京都大学的冈田康伸相继出版了《箱庭疗法的基础》(1984)、《箱庭疗法的展开》(1993)等专著。

箱庭疗法很快就在日本被推广,并在日本心理临床学界得到普及,成为心理疗法的重要分支。1965年起,日本天理大学、京都市心理咨询中心、京都大学教育学部心理教育咨询室等相继使用"箱庭疗法"进行咨询治疗,取得了很好的效果。目前,创建于1987年的日本箱庭疗法学会拥有2000多名会员。几乎所有的心理咨询与治疗机构都建立了箱庭治疗室,可以说,日本是世界上最盛行箱庭疗法的国家。

(二)沙盘游戏在欧美国家的发展

自卡尔夫创立沙盘游戏后,她在欧洲的一些国家,美国和日本等举办了无数次演讲、研究和培训班。通过这样的宣传与推广,卡尔夫营造了一个世界各地都应用沙盘游戏进行治疗的良性环境。

1985年,来自五个不同国家的荣格分析心理学家和卡尔夫一起创办了国际沙盘游戏治疗学会(ISST),该学会除了制定沙盘游戏培训规则,最主要的就是进行了沙盘游戏的学术研究和相关资讯的传播。从此,沙盘游戏在世界各地更为广泛地传播开来。

与此同时,美国心理学家鲍尔(L.R.Bowyer)推动了沙盘研究方法的标准化进程,对沙盘游戏的发展起到了重要的作用。另一位美国心理学家迪·多美妮科(De Domenico)则为沙盘游戏的广泛应用和推广做出了巨大贡献。

二十世纪八十年代早期,迪·多美妮科对沙盘游戏进行了研究,开发了"沙盘—世界游戏(sandtray-worldplay)",开创了团体沙盘游戏,将沙盘游戏运用于团体。她拓展了沙盘游戏的适用范围,她为美国心理治疗家、教育工作者和商业人士提供了一种广泛的训练计划。

通过迪·多美妮科的努力,美国沙盘治疗学会(STA)于1988年成立,1991年《沙盘游戏治疗杂志》正式创刊,1995年沙游网络(sandplay network)形成。沙盘游戏专业网站及服务于心理学、教育学的杂志的创建,有力地推动了沙盘游戏事业的发展。

目前,国际上有多个知名的沙盘游戏(治疗)组织和专业研究机构。沙盘游戏早已作为一种独立的心理治疗体系而存在,并发挥着积极的作用。

(三)沙盘游戏在中国的发展

1. 北派张日昇:箱庭疗法第一人

箱庭疗法是日本临床心理学家河合隼雄学自卡尔夫后,结合日本的园艺技术命名的。1998年,有"中国箱庭疗法第一人"之称的北京师范大学张日昇教授以"箱庭疗法"之名把沙盘游戏引入中国。

张日昇(图1-1),1962年出生于山东即墨。1983年从曲阜师范大学毕业后,自愿申

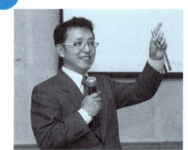

请到西藏大学支教。1987年留学日本,1991—1994年攻读博士学位,师从北京师范大学林崇德教授。现为北京师范大学心理学部教授、博士生导师。

1996年,张日昇在北京师范大学结识日本的樱井素子老师,随即去往日本京都大学,在冈田康伸教授指导下学习与体验箱庭疗法及其临床应用。1998年回国,同年在《心理科学》杂志上发表论文《箱庭疗法》,开始在中国介绍箱庭疗法。2009年,京师博仁(北京)信息科技有限公司成立北京师范大学张日昇教授心理箱庭疗法研究推广应用中心,全面推广箱庭疗法。2015年,北京师范大学新增应用心理专业硕士(MAP)"临床心理与箱庭疗法"方向,开展理论与实践研究,并培养这方面高层次的应用人才。目前中国许多大中小学以及特殊教育学校都建立了箱庭疗法工作室。

2. 南派申荷永:沙盘游戏的旗手

申荷永(图1-2),1959年出生于山东菏泽。现为华南师范大学教授、博士生导师,国际分析心理学会(IAAP)心理分析师,国际沙盘游戏治疗学会心理治疗师,华人心理分析联合会(CAAP)主要创办人,广东东方心理分析研究中心理事长。

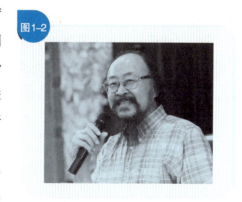

图1-2

1993年,申荷永教授在美国做访问学者的时候,接触了时任国际分析心理学会主席托马斯·科茨(Thomas Kirsch)和时任国际分析心理学会秘书长默瑞·斯丹(Murray Stein),开始心理分析体验并接触荣格学派的沙盘游戏。1995年,申荷永及其团队受邀前往瑞士苏黎世参加第十三届国际分析心理学大会,参加了美国沙盘治疗学会主席哈里特·弗里德曼(Harriet Friedman)的沙盘游戏工作坊,开始了对沙盘游戏的系统研究和学习。

2000—2002年,申荷永在美国旧金山荣格心理分析研究院研习,随后获得IAAP心理分析师资格,ISST和STA心理治疗师资格,开始进入沙盘游戏领域。

申荷永教授主要研究方向为心理分析与中国文化。迄今为止，他与他的团队组织了八届"心理分析与中国文化国际论坛"，为东方文化与西方心理学搭建了良好的国际交流平台；组织了十一届"全国心理分析与沙盘游戏大会"，为广大沙盘游戏爱好者提供了学习与研讨的平台。2006年推出大型网络培训课程"心理分析与沙盘游戏治疗（师）"，2007年启动"心灵花园"公益项目，出版了一批以沙盘游戏为主题的书籍，这推动国内中小学引入沙盘游戏，使得沙盘游戏这门心理咨询技术在实践上得到了很大的发展。

3. 箱庭疗法与沙盘游戏

箱庭疗法与沙盘游戏的基本设置与操作方法大致相同。前者是日文翻译，后者是英文翻译；前者融入了日本文化，后者汲取了中国古代文化。具体来看，两者有以下不同点。

（1）文化背景和哲学基础。沙盘游戏是以中国文化为其三大基础之一，由卡尔夫创立的专业心理分析技术；箱庭疗法则是日本学者河合隼雄将沙盘游戏"搬"回日本后，用日本文化改造而成的一种临床治疗方法。两者同源，但风格和内涵不同。

（2）技术路线和操作实践。沙盘游戏的支持性技术是荣格的"积极想象"（Active Imagination），这是中国道家思想在心理学上的应用；箱庭疗法基于日本民间"盆景"游戏，具有明显的日本文化特质。

（3）在学校心理健康教育中的作用。沙盘游戏强调的是通过创设情景，促进学生身心的和谐与发展，进而达到治愈效果，这符合学校心理健康教育的人文性、发展性和教育性原则，因而与作为"疗法"、突出临床治疗的箱庭疗法有所不同。

4. 沙盘游戏在中国的发展概况

沙盘游戏从创立至二十世纪八十年代，一直被用于个体治疗。二十世纪九十年代末，沙盘游戏被引入中国，国内许多研究者纷纷尝试运用，相关实践有了飞速的发展。

（1）把沙盘游戏用作诊断与评估。沙盘游戏已经从原来的用于个别咨询与治疗的工具，发展到目前用于正常人群的心理诊断与评估、用于异常人群的心理诊断与评估、用于评判来访者心理问题的治疗效果等,沙盘游戏的使用领域大大扩展了。

（2）将沙盘游戏作为心理治疗研究。沙盘游戏目前已经在应对儿童心理问题方面有了较深入的研究,还在结合其他心理治疗方面做过研究。通过沙盘游戏治疗,那些自闭症、语言障碍、情绪障碍、抑郁症等患者的症状都有了明显的缓解。

（3）把沙盘游戏的对象进行拓展。沙盘游戏的对象已经开始从儿童转向成人,从患者转向正常人。与此同时,把沙盘游戏引入中小学,与学校心理健康教育工作相结合,是目前国内外的一种强劲的趋势,这也得到了国际沙盘游戏治疗学会的充分肯定。

第二节　沙盘游戏的解说

卡尔夫认为,"沙"是来自心灵本源的一种天性,"盘"是心灵的载体和框架,"游戏"是一种对话的关系及方式。下面我们来谈谈沙盘游戏中各相关要素的一些有趣的话题。

一、沙盘游戏:"沙"之含义

沙,从本意上说,就是那些非常细碎的石粒,多处于水边。

(一)从字形上看

沙,从水、从少,"水少沙见"(《说文解字》)。从金文字形看(图1-3),左边是水,右边是少,极像沙粒形状。

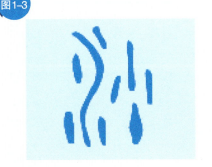

图1-3

(二)从时空上看

自然界中的沙,是一种历经千万年风吹雨打、电闪雷鸣、大浪淘沙,已经转化了的极细的颗粒状物质。因此,学界人为地赋予沙某种意义,即沙凝聚着千万年时光,蕴藏着无法估量的信息。

（三）从性质上看

沙，象征土地、物质和具体的东西。沙，塑造性极强，可以不断流动和改变。抚摸细沙，温暖而安全。沙和水，可以使人退行到儿童期，促进自性化发展。

（四）从形态上看

沙，既非固体也非液体，既非陆地也非海洋；沙，介于固体与液体之间、陆地与海洋之间。

精神分析理论认为，陆地是意识的象征，海洋、水等是无意识的象征。沙，既与意识接近，又与无意识相联系。据此，卡尔夫认为，沙是通向无意识的途径。沙盘游戏用沙作为原料，其意义已不言而喻。

（五）沙的类型与数量

沙盘游戏所用的沙，常见的是石英砂、黄沙和海沙，其中以海沙为首选。沙子的使用量以沙盘的二分之一到三分之二为宜。

二、沙盘游戏："盘"之含义

沙盘的"盘"，是一个长方体的沙箱，其大小与颜色都很讲究。沙盘游戏主要在"盘"中进行。

沙盘，是一个用四边围成的框。从某种程度上说，这是个容器，它给学生一种自由、安全与受保护的感受，可以帮助学生自由地表现内心世界。

（一）"盘"的规格

标准化的个体沙盘，内径尺寸是 72 厘米（长）、57 厘米（宽）、7 厘米（高）；团体沙盘的内径尺寸则是 120 厘米（长）、85 厘米（宽）、10 厘米（高）。

(二)"盘"的形状

沙盘是一个长方形的箱体。因为长方形箱体有一种不平衡感，会使学生产生紧张、骚动的感觉，学生需要调整自己的位置才能找到中心。如果是正方形或圆形的箱体，则不会产生这种感觉，会让学生觉得缺乏挑战性。

(三)"盘"的颜色

沙盘的内侧（四面与底层）都要涂成蓝色。这是因为：第一，蓝色代表天空（沙代表大地）；第二，底部蓝色代表水（象征海洋与水流），造成挖沙能挖出水来的感觉；第三，往下挖沙，也是学生内省的表现；第四，学生身处这个"区域"，可以充分体会天、地、海交融的一体感，有利于融入图景，产生情景交融之感。

(四)"盘"摆放的高度

一般来说，应把沙盘搁置在与学生腰部齐平的地方。这样沙盘大体可以置于学生视野之内，既方便学生进行沙盘游戏，使其可从正前上方俯视沙画，将画面尽收眼底，同时也方便心理教师在学生沙盘游戏结束后进行拍照等工作。

三、沙盘游戏："游戏"之含义

很多物种都存在游戏行为。生物学认为，生物体通过游戏行为锻炼了某些非先天技能，从而提高了生物体的生存或繁殖概率。

人类是已知生物体中智慧最高、社会化程度最高的，其最基本的生存活动也是从游戏开始的。游戏是人类最古老、最正常的行为（活动）方式。柏拉图说过："生活必须作为游戏来过。"

发展心理学认为，个体通过游戏认识社会。游戏是促进幼儿认知、社会性发展的重要渠道，是幼儿之间社会交往的最好园地，是幼儿实现自我价值的最佳载体。游戏能促进人的自我成长，也能达到人的自我疗愈。

认知心理学把游戏看作智力活动的一个方面，认为个体的游戏能力依赖于其思维与解决问题的能力，游戏是思维的一种表现形式。个体的认知发展阶段决定了他们不同的游戏方式，通过游戏，个体对新的、不完善的机能进行了练习与巩固。

行为心理学认为，游戏是一种自我放松和发泄的手段。人在精神紧张、身心疲劳时，通过玩游戏，可以舒缓压力、缓解疲劳、得到放松，游戏是一种适合个体自我调节、自我放松的活动形式。

英国客体关系理论大师唐纳德·温尼科特（Donald Winnicott）在回答"如何才能把一个病人治好"这个问题时说："教会他玩就行了。"许多病症的背后，都是因为个体失去了游戏的兴趣，失去了童真的天性。游戏包含着大量治疗与治愈的条件和机会。

卡尔夫指出，人类的天性是游戏，游戏中包含着天性的阻碍与恢复。于是，游戏中便有了治愈的条件和机会。"沙""盘""游戏"这些要素巧妙地糅合在一起，生发出一项伟大的事业，给人们带来巨大的福音。

可见，游戏是人类的朋友。通过游戏，人们可以释放自己潜在的智慧，达到自我放松与自我释放的目的。玩沙，作为一种游戏方式，同时也是一种非言语的交流方式，有助于心理教师与学生沟通，从而对学生自我心理咨询和治疗起到积极的作用。

第三节　沙盘游戏指导师的培训

目前，华南师范大学申荷永教授领衔的团队制定了相对完整的沙盘游戏指导师培训与考核的技术规范。这些培训与考核，质量控制严格，总体要求较高。就我国中小学心理健康教育工作的实践，以及心理教师专业素养的实际状况来说，中小学沙盘游戏指导师的专业培训，大致可以按三级进行。

一、初级水平：分步引领，规范操作

（一）达标水平

1. 分级水平

了解沙盘游戏的一般过程；基本能够操控沙盘游戏的具体阶段与环节。

2. 具体指标

初步了解荣格分析心理学的有关原理；熟悉沙盘游戏的入门及基础知识；基本掌握沙盘游戏的流程与操作方法；能带领学生开展沙盘游戏，并能对沙画进行简单解盘。

（二）技术要求

1. 总体要求

经过培训，能够规范操作，分步引领学生进行沙盘游戏。

2. 具体要求

（1）熟悉沙盘游戏的基本阶段和流程，能规范使用指导语。

（2）掌握沙盘游戏的操作技术，能指导学生进行沙盘游戏。

（3）初步具备对学生沙画进行分析的技术。

（三）培训设置

培训时间三天。参考课程如下。

第一天

（1）沙盘游戏基本理论：荣格分析心理学基础知识。

（2）沙盘游戏基本方法：空间、主题与沙具。

（3）沙盘游戏实践体验：走近沙盘、体验沙盘。

第二天

（1）沙盘游戏基本方法：沙盘游戏操作技术。

（2）沙盘游戏实践体验：学习分享沙盘游戏过程与感受。

第三天

（1）沙盘游戏基本方法：解盘基本要领。

（2）沙盘游戏案例分析：初始沙盘与个案分析。

二、中级水平：心理分析，研判到位

（一）达标水平

1. 分级水平

了解荣格分析心理学的有关原理；熟悉沙盘游戏的基本过程；能熟练带领学生进行沙盘游戏，并能对沙画进行规范的心理分析，研判基本到位。

2. 具体指标

详细了解荣格分析心理学的基本原理及中国文化，了解相关心理学派对沙盘游戏的理论阐述；理解沙盘游戏指导师需要扮演的角色，熟悉各种沙盘游戏的操作方法；能够比较熟练地对学生沙画进行解盘；了解沙盘游戏的伦理与禁忌。

（二）技术要求

1. 总体要求

经过培训，能够对沙画进行分析，并且研判到位。

2. 具体要求

（1）熟悉沙盘游戏的基本过程，熟练掌握个体和团体沙盘游戏的操作技术。

（2）初步能用原型（Archetype）、象征等荣格心理学理论对沙画进行分析与解盘。

（3）能给其他人进行沙盘游戏的现场演示和成长辅导。

（三）培训设置

培训时间一周（实际6天），可分两个阶段（每个阶段3天）。参考课程如下。

第一阶段

第一天

（1）沙盘游戏基本技法：沙盘游戏操作技术、空间、主题及意义。

（2）沙盘游戏体验：沙盘游戏的空间分布与主题类型。

第二天

（1）沙盘游戏基本技法：沙盘游戏操作技术与解盘分析。

（2）沙盘游戏体验：初始沙盘的探析与分享。

第三天

（1）沙盘游戏基本理论：荣格分析心理学知识（原型、原型意象、集体无意识等）。

（2）沙盘游戏体验：沙盘游戏中的原型、原型意象及其在学校心理辅导中的意义。

第二阶段

第四天

（1）沙盘游戏基本理论：荣格分析心理学知识（原型及原型意象、沙具象征等）。

（2）沙盘游戏案例分析：案例中的原型识别。

第五天

（1）沙盘游戏基本技法：沙盘游戏中的解释与理解。

（2）沙盘游戏案例分析：培训学员提供的案例（个体沙盘案例）。

第六天

（1）沙盘游戏基本技法：沙盘游戏中的治愈因素与操作分析。

（2）沙盘游戏案例分析：培训学员提供的案例（团体沙盘案例）。

三、高级水平：督导提升，融会贯通

（一）达标水平

1. 分级水平

掌握荣格分析心理学的基本原理；能对沙画进行心理分析，研判到位，融会贯通；能指导其他老师进行沙盘游戏实践，并能对沙盘游戏案例进行督导。

2. 具体指标

熟悉荣格分析心理学的基本原理及中国文化，了解国际沙盘游戏发展现状与趋势；熟练掌握各种沙盘游戏的操作技术，能从理论的高度对沙画进行全面而细致的分析；熟悉沙盘游戏的伦理与禁忌；能对沙盘游戏进行自我体验，具备对沙盘游戏进行督导的能力。

(二)技术要求

1. 总体要求

经过培训,能对沙盘游戏融会贯通,并能对沙画进行督导和提升。

2. 具体要求

(1)熟练运用个体和团体沙盘游戏技术,能够引领和指导其他老师与家庭进行团体沙盘游戏。

(2)能引领和指导特殊情境(如 ASD 或 PTSD 等)学生进行沙盘游戏。

(3)能用原型、原型意象、象征等荣格心理学理论对沙画进行深入分析。

(三)培训设置

培训时间两周(实际 12 天),可分四个阶段(每个阶段 3 天)。参考课程如下。

第一阶段

第一、二天

(1)沙盘的基础理论(荣格理论与《易经》相关部分)专题。

(2)双人沙盘、家庭沙盘和团体沙盘的制作与沙画分析。

(3)主题沙盘的分析与应用。

第三天

沙盘游戏的个人演练与案例督导。

第二阶段

第一、二天

(1)沙盘游戏中的原型与象征专题。

(2)典型创伤、特殊情境下的沙盘游戏。

第三天

沙盘游戏的个人演练与案例督导。

第三阶段

第一、二天

（1）沙盘游戏与其他咨询技术。

（2）沙盘游戏的感应与应用。

（3）沙盘游戏个案督导中的伦理。

（4）沙盘游戏的团体督导。

第三天

沙盘游戏案例督导。

第四阶段

第一、二天

（1）沙盘"炼金术"与沙盘游戏指导师的个人成长。

（2）沙盘游戏分析技术的拓展性应用。

（3）心理分析与自性化专题。

第三天

沙盘游戏案例督导。

第二章 山头斜照却相迎
—— 沙盘游戏的理论拾掇

根据卡尔夫之子马丁·卡尔夫（Martin Kalff）的说法，沙盘游戏的理论基础主要有三个，即：东方哲学与中国文化、"世界技法"，以及荣格的分析心理学。

第一节　中国文化与沙盘游戏

在卡尔夫年少时,她就对东方哲学与中国文化产生了兴趣,这在其代表作《沙盘游戏:治愈心灵的途径》一书中有过阐述。

一、《易经》与沙盘游戏

《易经》是"三易"(《连山》《归藏》《周易》)总称,现存《周易》。"周"者,一说是周边万事万物,二说是周文王所创;"易"者,一说是日月星象,二说是变化之道。学习《易经》,一定要了解三项内容,即:象、数、理。

象,就是指《易经》中的符号为具象符号。中国古代象形文字都是具象符号。比如,两条爻,是男阳和女阴的具象符号;八卦,全都是非常具象的符号。中国古人发现,世间万物都是由八股能量构成的,分别为天、地、水、火、雷、风、山、泽。其中,"天"的性格很刚健,命名为"乾卦",代表西北方;"地"的性格很包容,命名为"坤卦",代表西南方;"火"的性格很野蛮,要隔"离"使用,所以命名为"离卦",代表南方;"水"的性格很温柔,打个土坎就能把水用好,所以命名为"坎卦",代表北方;"雷"的性格很猛烈,打雷时大地都在震动,所以命名为"震卦",代表东方;"风"的性格很平和,命名为"巽卦",代表东南方;"山"的性格很坚固,命名为"艮卦",代表东北方;"泽"的性格很随和,命名为"兑卦",代表西方,"兑"同"悦",表示喜悦。乾、坤、离、坎、震、巽、艮、兑八卦就是这样来的。

数,《易经》表达爻位全部都用数,比如阳爻称九,阴爻称六。

理,就是对由象和数构成的符号系统进行宇宙论和自然学的解释。

《易经》是我国古人观察、讨论宇宙、时间、空间运行的变化规则,进而建构哲学体系的理论基础。《易经》以象组数,以数推理,以理释象,构成人们早年图解世界的基本方法。这在逻辑体系上与沙盘游戏的基本架构有着某种类似性。了解中国传统思想与哲学,要从学习《易经》开始。

沙盘游戏的设置,包含了天时、地利、人和,天、地、人及其变化正是《易经》的内涵。

二、太极与沙盘游戏

《易经》是中国传统文化的根本,它包含的太极阴阳学说,是中国传统哲学思想的根本。

"易有太极,是生两仪,两仪生四象,四象生八卦,八卦定吉凶,吉凶生大业。"(《易经·系辞》)。从《易经》中导出的太极八卦和阴阳五行学说,尤其是北宋周敦颐(1017—1073)的《太极图说》,一直被卡尔夫作为沙盘游戏的重要理论基础,以及沙盘游戏方法技术的内在核心结构。

卡尔夫说:"(周敦颐的)太极图。在我看来,这与我的关于沙盘游戏治疗的思想是相互应和的……第一个象征无极的圆圈,好比出生时的自我;其次是阴阳运作而产生五行的圆圈,这正蕴涵了自我的表现过程,包含了形成意识自我与人格发展的心理能量;太极图的第三个圆圈,可以比作自性化过程(individuation)的开始;而太极图的第四个圆圈,正反映了心理分析中的转化(transformation),一种生命周而复始的象征。"(具体请参见第六章第三节)

三、道、禅与沙盘游戏

"道"的概念是我国古代先贤老子首先提出来的。道是中国古代哲学的基本范畴，包含天道、人道、地道等，是推动宇宙运行最根本的规律。道，虽不受时空的限制，却也有一定的规律，正所谓大道至简。

道是天地之始，是万物之母，是宇宙万物的根基。"道生一，一生二，二生三，三生万物"，意思是说，道，可以理解为宇宙未有之先，产生了最初的物质（太极），即道生一；太极分阴阳，即一生二；有阴阳则可新生，即二生三；于是万物生焉，即三生万物。在沙盘游戏中，学生一旦进入情景，也会有道生一、一生二……即一发而不可收之感。

可见，道，是宇宙万物产生和发展的总根源，这也是老子哲学的核心。道为中国古代独有的哲学思想，对哲学理念、社会、政治、文化、军事等各个领域都产生了巨大的影响。

何谓禅？禅，梵文"禅那"的略称，意译为"静虑、思维修"等，就是指人们在生活中静静过滤"碎片"，修正错误的思维，抛弃恶念。禅，是一种基于静的行为，源于人类本能，经过古代先民开发，形成了各种系统的修行方法。

日本当代著名禅学大师铃木大拙在《禅学入门》一书中指出：禅，从根本上说，是一种神秘的体验，这种体验是人类内心深处无法用语言和道理解释清楚的。沙盘游戏也存有"内心深处无法用语言和道理解释清楚"的体验，这是一种基于无意识的体验。

禅的追求是开悟，开发智慧，最后进入心灵世界。道立足现世，超越现世，目的也是为了开发智慧，更好地实现人生价值。

其实，禅与道的终极目的都是一样的。现在，禅已融入人们的日常生活，与人生选择、身体保健、心理疗愈等紧密结合在一起。

第二节 "世界技法"与沙盘游戏

1890年,洛温菲尔德出生于英国伦敦。由于健康原因,儿时的洛温菲尔德非常不幸、孤独,她童年的大部分时光都是在病床上度过的。这些经历加深了洛温菲尔德对儿童内心世界的理解,奠定了她研究儿童治疗思想的基础。

一、"世界技法"与地板游戏

1928年,洛温菲尔德在伦敦开设了第一家儿童心理诊所,目的是帮助神经质和有各种困难的儿童及其亲人,同时寻找一种儿童感兴趣的治疗工具。她想到了威尔斯的地板游戏,并将这种游戏看作一种治疗技术。最初,洛温菲尔德是将收集的各种玩具模型放在箱子中让孩子们玩,孩子们将这个箱子称为"神奇的箱子"。后经整理,这种方法就成了"世界技法"。

二、"世界技法"与儿童游戏

在"世界技法"实践过程中,洛温菲尔德提出了儿童游戏治疗的三个目标,即:第一,接受儿童的一切,为儿童提供一种安全感,以减轻其焦虑行为;第二,通过想象性的游戏,使儿童压抑的情感得到释放;第三,给儿童提供一种稳定的体系,帮助他们获得内心的平衡,消除非现实性疑虑。

洛温菲尔德提出的"世界技法",为卡尔夫的沙盘游戏提供了理论与实践经验。

三、"世界技法"的操作方法

(一)配置

"神奇的箱子"应放置在与儿童腰部齐平的地方。同时为了满足不同身高儿童的需要,游戏室内还应准备不同高度的桌子。箱子有一定的规格要求,内侧涂蓝。各种玩具应放在有多层抽屉的橱柜中。

(二)介绍

洛温菲尔德将"世界技法"分为两个部分,为"桥与图画思考"(the bridge and picture thinking)。向儿童介绍"桥"与"图画",然后请儿童利用玩具在沙中制作一幅图画。儿童可以用,也可以不用玩具在沙中制作一幅图画,在游戏室内儿童想怎么做都可以。

(三)治疗者的角色

在儿童制作沙画的过程中,治疗者应坐在儿童身边不远的地方进行自由观察,并把儿童所创造的作品看作自己与儿童内心世界的直接交流。作品完成后,治疗者可以就作品直接问儿童一些问题,以澄清玩具对儿童的意义。

(四)记录

最初,治疗者通常用图画或文本的形式进行记录,后来开始尝试用摄影的方式进行记录。

第三节　荣格分析心理学与沙盘游戏

沙盘游戏是以荣格分析心理学为基础的。荣格分析心理学，二十世纪早期由荣格所创，是一门探究人类心灵原始意象的深度心理学。荣格提出了一套人类心灵深层结构理论，其核心要义是集体无意识。

一、人格结构

在荣格分析心理学体系中，心灵（psyche）被当作人格的总体。他认为，作为总体的心灵包括三个层次：意识、无意识和集体无意识，它们有各自的含义和作用。一切有意识和无意识的思想与行为都包含在心灵里面。

（一）意识

意识是心灵中唯一能够被个体直接感知的部分，处于人格结构的最顶层。自我构成了意识的核心。意识具有一种象征性的光明。在实践中，意识作为人类精神过程中光明性的存在，无论是教育还是心理治疗都不可或缺：只有通过学习，扩展自己的意识范围，个人才能获得发展。最终，起决定性作用的因素始终是意识。

（二）无意识

无意识，又叫个体无意识，包括一切被遗忘的记忆、知觉或被压抑的经验等，处于人格结构的第二层。无意识以情结的形式表现。情结既会促进人格成熟，也会妨碍自我发展。象征性是无意识的主要语言。沙盘游戏的精髓就在于个体心灵深处的意识与无意识的持续对话。

（三）集体无意识

集体无意识，处于人格结构的最深层，包括人类的活动方式和遗传痕迹，通过遗传存在，以原型形式表现。

荣格分析心理学体系的核心要义就是集体无意识。集体无意识的中心原型是"自性"（Self，或称为无意识自我），它是秩序、组织和统一的原型，犹如太阳系的中心——太阳一样，吸引着所有原型到它身边，使所有的原型和谐一致，也使在意识和无意识情结中的原型显现和谐一致。它是意识自我得以维持人格外在统一的基础和根据，就此而言，只有获得关于自性的认识后，整体性人格才能真正实现。

荣格认为，每个人的灵魂深处都有一颗种子，心理分析的任务就是帮助每个人灵魂深处的这颗种子发展、成熟，发挥它最充分的潜能；心理分析的目的就在于将意识与无意识的世界统合起来达到自性化，即人格的整合。

关于集体无意识，有必要做进一步理解与澄清。荣格提出的集体无意识，是与弗洛伊德的个体无意识相对而言的。荣格认为，在人类的无意识中有一部分是超越了个人后天生活经验的，不依赖于个人经验而存在的，带有超越个体乃至民族、种族的，具有全人类的普遍性与集体性的心理活动，这就是集体无意识。

在理解集体无意识这一概念时，需要注意以下两点：

第一，不能把人们的从众现象称之为集体无意识。比如，在某个场合下，人们不约而同地做了同一件事情，就有人会说是受集体无意识的驱使，这是不对的。不能认为集体"无"意识地去做某件事情，就是集体无意识。

第二，不能把某一区域、某一国度的特殊习俗当作集体无意识。这里，大家错误地理解了集体无意识中"集体"的观念，认为一个群体所具有的无意识观念就是"集体无意识"。

二、原型

(一) 原型

荣格所说的原型,是以人类原始经验集结的形式表现出来的。从某种角度来说,原型就是世代相传的文化习俗与民族基因、典型经验与典型观念。这种文化习俗与民族基因、典型经验与典型观念,根植于各民族的土壤,融入了各民族的精髓,刻入了人们的大脑,是各地、各民族得以延续与传承的文化符号。(具体请参见第六章第一节)

(二) 原型的类型

荣格重点讨论了几种最为重要的原型,即人格面具(Persona)、阴影(Shadow)、阿尼玛和阿尼姆斯(Anima & Animus)、自性等。这些原型在沙盘游戏中经常会有所表现,并对治疗起着重要的作用。(具体请参见第六章第一节)

三、象征

(一) 象征

象征,就是某一内在心理情感结构通过具体生动且又同构的自然物实现合理外化的表现手法,类似于"异质同构"。

无意识的内容一旦被觉察,就会以意象的象征形式呈现给意识。荣格认为,象征是无意识原型的一种表现方式,或者说原型就是一种普遍的象征。象征,是无意识的主要语言。

(二) 象征的性质

象征是人类表现与其内心活动和精神世界的媒介。内心世界的方方面面,比如,语言、艺术、习俗、梦、童话、神话、传说等,所有这些表达形式都起源于象征,都是内心世界的象征。

(三)象征与沙盘游戏

沙盘游戏,让学生在一个安全、安静的环境中,构建一个与自己内心世界相对应的外部世界,某种意义上这就是象征的应用。通过象征,学生的无意识在沙画里显现出来;通过象征,学生意识与无意识的交流就开始了。

随着沙盘游戏的继续,个体无意识的能量逐渐得以释放,意识与无意识的矛盾逐渐转化,最终达到一致,实现个体自性化,而这正是荣格分析心理学以及沙盘游戏治疗与治愈的关键所在。

第三章　淡妆浓抹总相宜
——沙盘游戏室的基本设置

　　一般说来,沙盘游戏室与心理咨询室一样,应尽量选择安静、外界干扰少的地方;沙盘游戏室内的物件摆放应规范,方便学生使用;沙盘游戏器具应该充足,能够保证学生顺利完成沙盘游戏。

第一节　沙盘游戏室的设置

根据目前我国中小学心理咨询（辅导）室的实际情况，沙盘游戏室的设置一般应符合以下几方面要求。

一、选址

（一）总体要求

沙盘游戏室选址的总体要求就是方便且安静。这里的方便，是指方便进出。中小学沙盘游戏室，应该与中小学心理咨询（辅导）室一样，尽量选择安静、私密性强、干扰少，而又方便学生进出的地方。在沙盘游戏进行时，要让学生有一种安全感，同时避免因嘈杂声而影响学生情绪。

（二）面积要求

沙盘游戏室的面积应该大小适宜。一般情况下以 10—15 平方米为宜。太大，会让学生感到空旷而不安全；太小，又会让学生感到压抑。

如果学校有足够的房间，可以将一个房间专门用作沙盘游戏室；如果房间不充裕，而心理咨询（辅导）室较大，可以从心理咨询（辅导）室分割出一部分空间作为沙盘游戏室；如果心理咨询（辅导）室不太大，难以分割，那么沙盘游戏室和心理咨询（辅导）室可共用一个房间，用橱柜或屏风隔开即可。

二、装饰

（一）总体要求

沙盘游戏室的装饰要温馨且实用，让学生感到温馨、安全。

（二）软装要求

沙盘游戏室的墙壁要以浅色调为主，可以刷成浅黄色、浅蓝色或者浅绿色，窗帘也要选用浅色系的。墙壁上可以适当点缀一些书画，也可以悬挂一些心理教师的工作制度，还可以张贴学生自己创办的心理辅导报等，便于学生对沙盘游戏室有所了解，但不宜过多。灯光应选择比较柔和的颜色，这样可以营造出舒适、放松的氛围，有利于学生投入沙盘游戏。室内可以放置一些绿色植物或者花草，用来净化室内空气和调节沙游气氛。

三、摆设

（一）总体要求

沙盘游戏室物品的摆设，是指沙盘与沙具架要摆放合理，而且取件顺手。这里的顺手，是指方便取（沙具）与摆（沙具）。

沙盘游戏室除了需要满足一般心理咨询（辅导）室的要求，还要根据沙盘游戏的特点，从学生做沙盘游戏的角度考虑方便性。

（二）沙盘的摆放

沙盘不要摆放在房间门口，房间内与沙具架成直角的一侧放置沙盘较合适。摆放时要注意采光和学生操作的舒适性，同时充分考虑学生的安全感，并且学生需要时可以方便地拿到纸巾。

(三)沙具架的摆放

沙具架摆放的位置,应充分照应沙盘的位置。沙盘与沙具架的位置要协调,且一定要方便学生挑选和使用沙具。一般来说,房间靠墙的一侧可以放置沙具架,沙具架边上摆放沙盘。

第二节　沙盘游戏器具的配置

沙盘游戏器具主要包括下面几种。

一、沙盘

沙盘是一个有边界的容器,其材质多为木质,其大小和颜色都有比较明确的规定。

(一)沙盘尺寸

标准化的个体沙盘尺寸是72厘米×57厘米×7厘米,团体沙盘的尺寸为120厘米×85厘米×10厘米。

(二)摆放高度

沙盘摆放的高度,以距离地面80—100厘米为宜,与学生腰部齐平。

(三)沙盘颜色

沙盘的内侧为蓝色,外侧为深色或木本色。

一般来说,学校的沙盘游戏室应该配置一个干的个体沙盘、一个干的团体沙盘、一个湿的个体沙盘和一个湿的团体沙盘。如果没有配置湿沙盘,则应准备水罐或盛水器皿,以满足学生需要。(具体请参见第一章第二节)

二、沙具

目前国内常见的沙具主要分为以下九大类别。至于具体的配置数量，为了让学生可以比较自由地做沙盘游戏，至少需要 1200 个。所有的沙具应按照不同的类别分层摆放。

- 人物类：各种年龄、民族、职业等的人（及残肢、残骸等）。
- 动物类：各种动物（空中、地上、水下、两栖及远古动物等）。
- 植物类：树、竹、草、花（叶）等。
- 建筑类：房子、桥梁、景观、车站、塔（寺院）、坟墓等。
- 交通类：车、船、飞机，指示牌、路灯等。
- 生活类：家具（类）、厨具（类）、食品（类）、乐器（类）等。
- 军事类：枪、炮、坦克、（军用）飞机、障碍物等。
- 自然景物类：太阳、月亮、星星、彩虹、山、河、洞、石头等。
- 宗教文化类：神话传说代表人、物，中国古代文化代表人、物等。

上面提及的生活类沙具还可进行细分，这样沙具种类将会有十多类。

三、其他

（一）沙子

沙子是沙盘游戏中必不可少的工具。

沙盘游戏使用的沙子，建议以海沙为首选。因为海沙更加细腻，手感更好，更能让学生放松。海沙还容易让人联想到大海，而大海是人类最原始的家园，是人类心灵的故土，所以海沙本身就有象征意义。

如果没有海沙，也可以使用河沙，或者选择建筑用的沙子。在使用沙子之前，要对沙子进行筛选和洗涤。

沙盘中沙子的数量以沙盘体积的一半至三分之二为宜。

（二）沙具架

沙盘游戏室至少要有两个沙具架，具体要求如下。

- 高度：120—160 厘米。
- 宽度：120 厘米。
- 深度：30 厘米。
- 层数：6—8 层。
- 颜色：棕色。

（三）墙画

沙盘游戏室要适当张贴一些墙画。除了颜色宜浅色，墙画的内容还应与沙盘游戏相适应。具体可做如下考虑。

- 具有象征意义的墙画。
- 具有正向引导性的墙画。
- 可放松心情的墙画。

（四）纸巾与鲜花

沙盘游戏室的茶几上应摆放一盒纸巾，也可摆上一盆鲜花来装饰室内环境。

（五）记录表

- 画图板：对沙画进行跟踪描述。
- 记录表：对整个沙盘游戏过程进行记录。

(六)钟表

沙盘游戏室内可挂只小巧玲珑的钟表,这样一般不会引起学生太大的反应。如有可能,可专门给学生备一个小钟表,方便计时。

(七)照相设备

· 相机:可用数码相机进行拍摄,以便进行长期跟踪、交流与分析。
· 手机:若无相机,也可用高像素的手机进行拍摄。

第三节　沙盘游戏室的管理

一、制度管理

(一)预约登记制度

要做沙盘游戏的学生,需提前向心理教师(或班主任)提出申请,由心理教师在约定时间带领学生进入沙盘游戏室。沙盘游戏结束后,学生要在《沙盘游戏室使用记录册》上登记,做好记录。

(二)财物保管制度

进入沙盘游戏室后,心理教师应先检查沙盘、沙具等室内设施的完好情况。沙盘游戏过程中,心理教师要提醒学生爱护沙盘、沙具等室内财物。活动结束后,心理教师应将沙具清理干净并放回原处,沙盘恢复原状。未经心理教师同意,学生不可把沙具、照片、记录纸等带走。

(三)卫生制度

沙盘游戏期间,学生必须保持室内卫生。不能在室内喝饮料、吃零食等,也不能乱涂乱画,更不能随意将沙子撒在地上。活动结束后,学生应根据老师的安排打扫室内卫生,尤其要清理干净地上的沙子。

二、使用管理

（一）使用前管理

为方便沙盘游戏室的管理与使用，心理教师在进入沙盘游戏室开展活动前，应当先检查沙盘中、沙子底下还有无未清理的沙具，沙盘表面是否恢复原状（自然平整），沙具在沙具架上是否摆放有序，沙盘游戏室内的卫生状况如何，沙盘游戏室内是否有与沙盘游戏无关的人员等。

（二）使用中管理

心理教师要按以下内容对学生进行管理：是否按照沙盘游戏规范程序进行操作；是否遵守相关规则；是否爱护室内设备（包括沙具）。另外，沙盘游戏时间一般为30分钟左右，心理教师应适时提醒学生，防止时间过长而导致学生疲劳。

（三）使用后管理

沙盘游戏结束后，学生或根据老师的要求留下打扫卫生，或离开沙盘游戏室；没有经过心理教师同意，学生不得擅自将沙具带出室外；学生若索要有关照片，心理教师应告诉他当全部咨询（辅导）工作结束后会送几张留念。沙盘游戏结束后，心理教师要将沙具上的沙子清理干净并放回原处，整理好沙盘，保持沙具架整洁，同时须检查室内电、门、窗等是否关闭。

三、保密守则

（一）信息保密

心理教师和有关人员都要遵守心理咨询师应有的保密守则，心理教师不能与他人在沙盘游戏工作以外讨论任何有关学生沙盘游戏的信息。

（二）资料保密

心理教师要对学生的沙画照片进行压缩、加密。在拷贝或发送完照片之后，要及时删除邮箱中的照片，清空回收站。

沙盘游戏室里的各类资料（沙盘游戏室使用登记表、记录表，各种自我承诺或意愿书、意向书，沙盘游戏室安排表，以及拍摄的沙画照片等），任何人均不得将其带出沙盘游戏室。特殊情况下必须将资料带出沙盘游戏室的，需征得心理教师的同意。

第四章　横看成岭侧成峰
——沙盘游戏的基础技术

本章我们将正式讨论沙盘游戏的具体技术。只有了解并掌握沙盘游戏技术，心理教师才能在对学生进行心理健康教育、心理咨询（辅导）过程中独立地运用。

第一节 沙盘游戏的年龄特征

一、幼儿沙盘游戏的特征

(一)沙游时间

3—6岁幼儿的沙盘游戏时间较长。研究表明,幼儿沙盘游戏时间最长可达到75分钟。幼儿会随时取放沙具,随时调整沙盘情景,这与幼儿注意力稳定性差、注意范围小等特点有关。

(二)沙游过程

1. 沙具种类

幼儿选取的沙具,最多的是动物类沙具。动物代表的是一种原始的、本能的力量,它们在幼儿沙盘中的大量出现反映了幼儿自主性的缺乏和内心力量的未分化。卡尔夫的研究表明,6岁左右的幼儿在沙盘中使用史前动物的频率要比成人高。其次是人物类沙具。幼儿使用人物类沙具也较多,主要有现实人物、科幻人物和英雄人物,而现实人物多是幼儿生活中的重要他人,如父母、父母以外的重要抚养者或好朋友。植物类和生活类沙具也较常被幼儿选择,主要是果实和花草。果实是"培育"主题的反映,幼儿在日常生活中通常是被培育者。

卡尔夫认为,幼儿在选择沙具时,动物类和植物类沙具占主导。

2. 沙盘的使用

幼儿很少动沙，即使动沙，程度也都不大。原因可能是幼儿对环境感到陌生，还不敢大胆探索游戏环境。

3. 空间使用

几乎所有幼儿在做沙盘游戏时，都会将整个沙盘占满，甚至还有幼儿会把沙具摆放在沙盘外，在沙盘外进行游戏。大部分幼儿在制作完成后都会说一句"摆满了"。对幼儿来说，将整个沙盘摆满似乎就意味着沙画的完成。这说明了幼儿以自我为中心的特点：填满沙盘是幼儿未分化的内心世界的投射。

（三）沙画主题

幼儿的沙画大多是他们自己生活经历的再现，或者是模仿动画片和童话故事中的场景，其中的原因是幼儿思维发展水平不高。受语言表达所限，大多数幼儿不能明确地表现沙画的主题。

二、小学生沙盘游戏的特征

（一）沙游时间

小学生沙盘游戏的平均时间在半小时以上。小学生的身心发展水平要高于幼儿，他们注意力的稳定性提高，注意范围明显扩大，自控能力也有较大提升。

（二）沙游过程

1. 沙具种类

小学生在进行沙盘游戏时，不仅选取的沙具的种类多于幼儿，而且对沙具之间的联系、沙具的功能也考虑得多了。一般说来，小学生使用较多的沙具主要是动物类、建筑类和交通类。

2. 沙盘的使用

小学生开始动沙。他们经常会表现挖水的情景，或者在沙盘中心区域堆一个圆包。但是，女孩通常会保护沙盘原来的面貌。小学生在做沙盘游戏时，经常会出现沙子撒落到沙盘外的现象。

3. 空间使用

大多数小学生的沙画仍然是占满沙盘的，但是与幼儿不同，这种空间布局不是小学生未分化的内心状态，而是为沙画主题服务的，是其内心世界丰富的表现。

（三）沙画主题

小学生的沙画趋于复杂，小学生对自己作品的主题考虑得更多，整个沙盘盘面也更具美感，更加和谐。小学生一般都给自己的沙画定下了一个明确的主题。他们在与心理教师互动时，主要是向心理教师寻求帮助和认可。

卡尔夫发现，小学阶段学生的沙盘游戏中经常出现战争和冲突的情景。一旦小学生的沙盘游戏主题涉及战斗或双方对抗情景，男女生的沙盘盘面会有显著的区别：男生更可能体现的是牛仔与印第安人或军人之间的战争情景，而女生更可能体现的是拥有着相反力量的个体之间的争斗，她们经常使用凶猛危险的动物而不是战斗人员。

三、中学生沙盘游戏的特征

（一）沙游时间

中学生沙盘游戏的时间较短，一般在半小时以内。他们往往只是从众多沙具中选择少量的沙具，慎重地摆放到沙盘中，很少出现像小学生那样突然结束的情况，这说明中学生的自我控制能力增强了。

（二）沙游过程

1. 沙具种类

大部分中学生的沙画使用的沙具较少，一般在 15—40 个。而且，在中学生的沙画中，有生命特征的沙具明显多于无生命特征的沙具。

2. 沙盘的使用

部分中学生在制作沙画时都不太动沙。虽然有时需要动沙才能更直观地表现主题，但他们仍然很少利用沙。

3. 空间使用

中学生在进行沙盘游戏时，都会表现出小心翼翼的样子，他们很少在沙箱内进行大幅度修改。在空间使用上，中学生一般不会像小学生那样占满沙盘，而是会有许多"留白"，高中生更是如此。中学生的沙画，在空间上表现出较强的秩序感。

（三）沙画主题

中学生的沙画多是他们现实生活的微缩，沙画主题通常是自己的家庭、生活环境、社会生活（主要是校园生活），较少表现抽象、原型的主题。表现的场面比较和谐，战争、打斗等对抗性主题相对不多。相当部分中学生在沙画中显示出积极进取的人生态度，较少出现代表自己形象的沙具，这可能与中学生青春期的迷失有关。

在中学生的沙画中，男生的沙画主题多与社会生活、学习压力与亲子关系等挑战性主题有关，而女生的沙画主题多是家庭生活，家、超市是她们的沙画中出现得最为频繁的场景。男生倾向于对外部世界的探求，女生倾向于对家庭生活的投入，性别角色的认同开始出现。

卡尔夫的研究认为，中学阶段学生的沙盘游戏中经常出现现实生活的情景和社会视角的主题，这意味着他们开始接纳并融入群体。

第二节 沙盘的空间分布

沙盘的空间分布,就是沙盘的上、下、左、右等区域的分布。心理教师根据学生所选的沙具及其被摆放的区域,就可以在一定程度上理解和把握学生的内在心象。

沙盘的空间分布,一般以中心点为原点,横、竖两条线将给定的空间划分成四个区域,具体请见以下这张沙盘空间分布图①(图 4-1)。

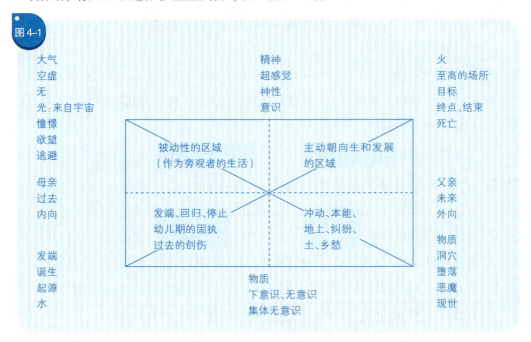

图 4-1

---

① 张日昇. 箱庭疗法 [M]. 北京:人民教育出版社,2006:158.

一、沙盘四边空间分布

（一）左边区域

沙具落在沙盘的左边区域，一般意味着过去、童年生活（人生经历），母亲、母性（依恋与寄托），内心世界、内向（人格特征），退行、回缩（行为方式）等。

（二）右边区域

沙具落在沙盘的右边区域，一般意味着未来、今后生活（人生经历），父亲、父性（依恋与寄托），外部世界、外向（人格特征），意识到的向往和追求（行为方式）等。

沙盘左右区域的不同意象，可能与一个人大脑半球的功能分工有关：右半球主要以非言语、非逻辑的材料为加工对象，直觉、想象、情感定位于右半球；左半球主要以言语、逻辑的材料为加工对象，主要负责言语、书写和逻辑推理等。

（三）上部区域

沙具落在沙盘的上部区域，一般意味着意识和精神（代表着超我的力量），是意识的表现和精神世界的象征。

从具体沙具来看，山、森林、佛像、寺庙、神社、教堂等出现在沙盘上部区域的可能性较大，反映出学生的家庭背景、社会关系、理想信念等。

（四）下部区域

沙具落在沙盘的下部区域，一般意味着无意识和物质（代表着本我的力量），是物质的世界和无意识的领域，代表着人的欲望、本能、肉体、创伤的经验或情感等。

从具体沙具来看，土地、海洋等出现在沙盘下部区域的可能性较大。

二、沙盘四角空间分布

（一）左上角区域

沙具落在沙盘的左上角区域，一般意味着接受，代表着信念、宗教、家庭背景、早年亲子关系等。

（二）右上角区域

沙具落在沙盘的右上角区域，一般意味着人生追求的方向、希望或者逃避，代表着一种社会化水平，象征着人生目标、希望、归宿和期待。比如，在沙盘右上角区域堆积一座山，并在山上放置塔、寺庙等，可以理解为个体的目标是一种精神上的崇高的追求；放置房子或房子的内部构造则是个体追求内心充实丰富的表现。

（三）左下角区域

沙具落在沙盘的左下角区域，一般意味着一种可能性，或者是发展的源泉，代表着从内在世界向外在世界、从过去向未来发展的可能性。

（四）右下角区域

沙具落在沙盘的右下角区域，一般意味着个体无意识中的罪恶、堕落、恶、诅咒，同时还有回归、乡愁的意义。沙具出现在沙盘右下角区域，可从以下两个维度进行理解：若在这一区域摆放房子、家人等象征家的沙具时，可理解为回归、乡愁、归属感等；若出现一些争斗场面、不良行为等，则应理解为个体无意识中恶的方面的表现。

三、沙盘中间区域分布

沙具落在沙盘的中间区域，一般意味着自我，代表现在及自我实现感，也有不敢面对现实问题（反向形成）等意思。

　　沙盘的中间区域通常包含着沙画的中心主题。乔尔·莱斯·梅纽因（Joel Ryce-Menuhin）做过一项研究，他随机抽取了 1000 个沙画，结果表明，自性一般出现在沙盘的中心区域，常呈现椭圆形状。曼陀罗（Mandala）原型一般也出现在沙盘的中心区域，它们代表着自我和自性之间关系的变化，象征着人格的核心。

第三节 沙盘游戏的主题分析

主题,是沙盘游戏中个体所呈现的主导性的意念与意象。对于沙画,如果只凭空间分布去理解与分析,就容易陷入孤立甚至割裂的困境。必须将沙盘的空间分布与其他因素结合起来。沙盘游戏主题几乎在所有沙画中都存在。根据米切尔(R.R. Mitchell)、弗里德曼以及申荷永等人的研究,沙盘游戏的主题可以分为以下三类。

第一类,创伤主题(Themes of Wounding)。这类主题经常在一些早年曾遭受虐待、外伤、失败或家庭成员死亡的个案中呈现。在沙盘游戏的早期阶段,通常是创伤主题多于治愈主题。

第二类,治愈主题(Themes of Healing)。这类主题常常出现在一些身体健康、早期环境良好的个案中。随着沙盘游戏的进展,更多的治愈主题会出现,并且最终在数量上超过创伤主题。

第三类,转化主题(Themes of Transforming)。这类主题常常出现在创伤与治愈中间,是一种"变化"或"转机"的预示。从某种意义上说,转化是沙盘游戏的根本目的,许多沙盘游戏后期阶段的沙画都能反映出这种"转化"。

沙盘游戏中个体呈现的主导性意象,常常是个体无意识的自我心象,也就是他(或她)的自我投射。

一、创伤主题

所谓创伤主题,就是学生在沙画中呈现的那些受阻、受压、受虐、受伤或绝望的,具有负能量的内容。学生在沙盘游戏过程中展示的这些象征性表现的背后,都可能反映着某种实际的创伤性体验或经历。创伤主题的表现形式主要有以下这些。

(一)混乱

沙画呈现混乱的主题,表现为分散与分裂,没有规则,随便的、分裂的、无组织的沙具摆放,随意性较大。例如,学生把各种不同的沙具胡乱地放入沙盘中,没有任何界限,也忽视了外在的现实;尽管学生细心地挑选了各个沙具,但是放置却没有任何联系。细节被充分注意,整体却是杂乱的或分离的。

(二)空洞

使用极少的沙具或者不使用沙具,或者只使用那些没有生命感的沙具,给人一种沉默、抑郁,对任何事物都失去了兴趣的、毫无生命的感觉。例如,只在角落放置一棵枯树,其他区域几乎没有摆放沙具。

(三)分裂

沙画中的各部分之间是孤立或分离的。例如,学生从沙盘的底部往上摆放了一辆汽车、一个棺材、一只鸟笼和一头大象。似乎沙具各自占据了沙盘的一部分空间,但所使用的沙具之间几乎不存在任何联系,沙盘各区域之间也没有联系,感觉沙盘被分割了。

(四)限制

通常情况下自由的形象陷入了困境或被关押起来了。例如,学生把一只鸟关进了笼子里,或沙画中的人物被建起的沙墙围了起来。

(五)忽视

沙画呈现出被忽视的感觉。这有许多不同的表现形式,一般表现为沙画中的角色显得孤独、孤立,失去了本来可以获得的帮助和支援。例如,一个婴儿被困在很高的椅子上,而婴儿的妈妈正在隔壁的房间里睡觉。

(六)隐藏

学生把一件沙具隐藏在另一件沙具的背后,或者直接把某些沙具用沙子掩埋了起来。例如,把一把枪藏在房子后边,或把一个巫婆埋在树下的沙子里。

(七)倾斜

通常直立或站立的沙具,被学生有意地摆放成倾斜、卧倒或者坠落的姿势。例如,本来是一个站立着的怀孕妇女的沙具,被面朝下俯卧似的放置在沙盘里。

(八)受伤

指已经受伤,或正在受到伤害的形象。例如,一个身缠绷带的人躺在担架上,表明他已经受伤,或一个牛仔人物被放在了恐龙的嘴里,表明他可能正在受到伤害。

(九)威胁

沙画呈现险恶情景,或者可怕事件,或者沙画中的角色遭受威胁时的无力和无助感。例如,一群凶猛的野兽围着一个弱小的孩子或动物幼崽。

(十)妨碍

沙画中一些新的生长和发展的机会与可能,受到了明显的阻碍,甚至出现了危险或潜在的威胁。例如，沙画中的一艘小船正驶向一片新的水域，却被一队人包围，有可能受到围攻。

（十一）倒置

明显地把所使用的沙具上下颠倒放置，或者在摆放或搭建某种造型的时候，有意无意地使用了倒置的沙具。例如，使用沙盘积木搭建楼房的时候，其中出现了颠倒的顺序。

（十二）残缺

沙画中使用了一些残缺或部分残缺的沙具。例如，沙画中摆放了一些鱼，但没有任何水的痕迹，或破损的汽车，断裂的桥梁，人物的部分肢体等。

（十三）陷入

把所使用的沙具，尤其是动物类或交通类的沙具，都深深地插入沙子中，呈现很难行动或者受困的感觉。例如，马的四条腿都深陷在沙子中，或者汽车被沙子掩埋了一半。

（十四）攻击

沙画中反映出来的攻击主题，一般是一些打斗或打仗的场面，或者是明显的破坏行为。例如，厮打在一起的恐龙，或者人类大战的场面。

在沙盘游戏过程中，以上所描述的创伤主题及其表现，往往更多地出现在沙盘游戏的早期阶段。随着沙盘游戏的进展，创伤主题会逐渐减少，取而代之的是治愈主题。

二、治愈主题

所谓治愈主题,就是学生在沙画中呈现出来的那些生气勃勃、充满活力与希望、积极主动或愉悦快乐的,具有正能量的内容。沙盘游戏中的治愈主题及其表现往往反映着学生内在的积极的变化。治愈主题的表现形式主要有以下这些。

(一)旅程

沙画中出现的明显的运动迹象或线索,都是沙盘游戏主题"旅程"的表现。例如,一个人顺着某一道路或围绕着某一个中心运动,或划着一只独木舟顺流而下等。

(二)能量

沙画中呈现出的活力、生气和运动等,都属于"能量"的表现。例如,花草树木或有机体开始生长、建筑工地开工、机器开始运作、汽车启动、轮船开始航行或飞机从跑道上起飞等。

(三)联结

反映在各物件的联结或对立物件的结合上。例如,一棵大树的旁边出现了梯子,这个梯子联结着土地和大树,或者是在象征天使和魔鬼的沙具之间出现了桥梁。

(四)深入

在沙画中表现出来的对更深层次、更多维度的探索。例如,发现掩埋的宝藏、清理与挖掘河道,甚至往更深处探索等。

(五)诞生

"诞生"是明显的治愈主题,指某种事物出现新的发展。这种主题可以有许多不同的表现形式。例如，婴儿的出生、鸟类的孵化、花儿的开放等。"诞生"这一主题及其表现与学生自身的成长和发展有关。

（六）培育

包含孕育以及为新的生命的生长提供滋养或帮助。沙画中像母亲哺育孩子、护士照顾病人、相互支持的家庭成员、和谐的团体聚会、提供食物的车辆等情景，都是"培育"主题的表现。

（七）变化

这一主题涉及沙子或各种物体被创造性地使用，呈现方式多种多样。别出心裁地使用沙子和沙具，都可能预示着积极的变化。例如，用沙子来建筑城堡或桥梁，用小树枝建一座房子等。

（八）灵性

沙画中出现的带有宗教或精神性质的象征，像超自然人物、神像或神灵，都可被看作"灵性"（或"心灵属性"）主题的表现。例如，佛祖或观音正注视着一个读书的小童或一对新婚的年轻人等。

（九）趋中

指沙画的中间区域得到了很好的平衡或出现了若干整合的倾向，呈现出协调、平衡与和谐的感觉。例如，男女的结合，对立面的统一等。曼陀罗的圆形轨迹就是典型的"趋中"的表现。

（十）整合

在"趋中"和曼陀罗圆形之外，沙画中出现的有组织的结构，用各种不同的沙具搭建起来的整体性的建筑，呈现的主题性的故事，以及整体性剧情或情境等，都属于"整合"主题的表现。例如，一则寓言故事，风格一致的建筑等。

"趋中"与"整合"，都是沙盘游戏中治愈主题的表现，但它们同时也包含着转化的意义。

三、转化主题

所谓转化主题，就是学生在沙画中呈现出来的具有转化趋向的动物沙具，或具有仪式感的人物场景，这些内容往往意味着主题性质的转变。

转化主题主要有两种类型：动物物化性质的转化象征，人物仪式化性质的转化象征。前者主要是指蝴蝶、青蛙、蛇和蝉这四大动物；后者主要指人的出生、成人、结婚和死亡这四大仪式。

（一）四大动物的转化主题

蝴蝶、青蛙、蛇和蝉被称为转化的四大动物象征。

（1）蝴蝶。蝴蝶从虫卵到幼虫，然后从幼虫到虫蛹，经过结茧与破茧的过程，蜕变为蝴蝶，获得一种全新的生命形态，因此常被用来比喻或形容心理上的转化。

（2）青蛙。青蛙也有类似的生命形态的转化：从水中的蝌蚪转化为水陆两栖的青蛙。

（3）蛇。蛇是由于其蜕皮的过程而呈现出转化的意义。当然，从无意识层面来分析蛇，其含义远不止于此。

（4）蝉。虫蛹落入地中，往往会经历几年乃至十几年的地下生活，然后破土而出，等待蝉变，生出飞翔的翅膀，因此常被誉为"羽化成仙"。

（二）四大仪式的转化主题

人生中的四大仪式被视为转化的四大人物象征。

（1）出生，具体由满月礼来体现。出生，本义是胎儿从母体中出来，是一个人生命的诞生。一个人，脱离母体来到人世间，是生命成为一个独立个体的开始。满月礼是家人向他人宣告小生命的家族印记，是从无到有的象征。

（2）成人，具体由成人礼来体现。成人礼是在少男少女达到成人年龄时举行的象征着迈向成人阶段的仪式。世界各国都有不同的成人礼：中国古代的成人礼指冠礼和笄礼。男子满20岁时行冠礼，表示其可以娶妻；已定婚的女子在满15岁时行笄礼，未定婚的女子在20岁时可行笄礼，表示其已成人。

（3）结婚，具体由婚礼来体现。婚礼是一个人一生中一个重要的里程碑，是一种宗教仪式或法律公证仪式，属于生命礼仪的一种，其意义在于获取社会的承认。婚礼后的男女需要适应新的社会角色，准备承担社会责任。婚礼是一个人开始承担社会责任的象征。

（4）死亡，具体由葬礼来体现。世界各地的葬礼差距很大，就是相隔数十里的村落，在一些讲法和做法上也不尽相同。葬礼是各民族传承下来的一种特殊文化，从本质上说就是一种对死者的处理方式。古人认为，人死而灵魂不死。葬礼，从某种意义上说，是人的灵魂转移、人体转世的象征。

满月礼、成人礼、婚礼、葬礼被称为人生的四大仪式，即一个人在世间成长过程中的一系列仪式。无论哪一种仪式都包括了转化的含义：仪式可以是转化的开始，转化的过程中也常会出现仪式的内容。

第五章　落花已作风前舞
——沙盘游戏的操作技术

从某种意义上说,沙盘游戏就是一种积极想象技术的应用。在一个安全、安静的环境中,通过塑造和布置沙盘内的各种情景,学生可以建立一个与自己内在的心理状态相对应的世界。因此,心理教师的规范引领就显得极为重要。

第一节 个体沙盘游戏的引导技术

学生的沙盘游戏一定要在心理教师的带领下进行。规范的个体沙盘游戏要遵循以下的三个阶段和六个环节。

一、创作阶段

(一)导入环节

学生第一次做沙盘游戏时,心理教师必须向学生介绍沙盘、沙具和沙盘游戏的简要过程。心理教师要移动沙子露出沙盘底部,然后向学生解释沙盘底部的蓝色看起来像水,沙盘侧面的蓝色看起来像天空,还要告诉学生,做沙盘游戏时他可以坐着或站着,怎么舒服就怎么做。

心理教师在带领学生第一次做沙盘游戏时,可以考虑采用以下四种引导方式。

1. 由沙开始

心理教师把学生带到沙盘前面,对着学生说:"请把你的手放在沙盘上,试着去感觉它。"与此同时,心理教师与学生一起进行以下体验:

(1)把手放在沙子上,闭上眼睛,体验这种感觉。

(2)把手伸进沙盘中,闭上眼睛,体验这种感觉。

(3)抓起一把沙子,闭上眼睛,让沙子从指缝中缓缓地滑下去,体验这种感觉。

心理教师在体验环节结束后说:"刚才的体验活动,有没有让你的心理感觉涌出来?把这种感觉在沙盘上表达出来,怎么样?"

通过抚沙,学生会得到温暖而安全的感觉。

2. 由沙具开始

心理教师把学生带到沙具架前面,对着学生说:"请你看看架子上的各种造型的沙具,你对哪个沙具有感觉?有没有感觉哪个沙具似乎在和你说话?你把这个沙具拿出来,放在沙盘上,你会找到一些感觉的。你试试看。"

3. 由沙画开始

心理教师把学生带到沙盘前,对着学生说:"请用沙子和沙具,在箱子里做个什么。做什么都可以,你想怎么做就怎么做。"

4. 由梦开始

如果心理教师在事先进行的心理辅导中获悉学生最近做过梦,则可以这样导入:"你最近梦到过什么?梦里的情景你还记得吗?请你用这些沙具在沙盘上做一个你梦中(遇到、想要)的世界吧。"

在向学生介绍沙盘游戏时,心理教师要处在一个让学生觉得舒适的位置,让学生知道做沙盘游戏时心理教师的位置。学生可以用(也可以不用)沙具或水来建造沙世界,心理教师要保持沉默,全神贯注,并请学生在完成后通知老师。

学生第一次做沙盘游戏时,心理教师一定要告诉学生:"你可以选择这里的任何沙具。如果你找不到,可以问我,我会告诉你在哪里可以找到,或者可以用哪些沙具代替。在你做沙盘游戏的过程中,我会保持沉默,除非你需要我的帮助。"

(二)制作环节

沙盘游戏通过天、地、海,把学生带入自然母亲的怀抱。学生可以充分发挥想象,可以触沙、挖沙,从而体验与大自然的零距离接触,获得回归感,回归"大自然",回归自己的本心。

当心理教师向学生介绍完沙盘游戏的基本情况后,学生可开始创建沙画。学生

进行沙盘游戏时,心理教师需要时刻关注以下几点:

(1)学生接近沙具架、沙盘的方式。

(2)学生选取沙具的方式,以及挑选的沙具的属性,如颜色、质地、尺寸、形状或大小比例等。

(3)学生选取沙具时的动作、表情、言语(自言自语)等无意识信息,注意他们对哪些沙具排斥或者感兴趣。

(4)学生摆放沙具的顺序以及制作沙画的过程。

(5)沙盘游戏开始的时间和结束的时间。

学生在选取沙具及制作沙画时,心理教师的首要任务就是牢记以上几点(在游戏结束后进行记录)。其次,心理教师要见证并尊重学生的体验。无论学生用或不用沙具及水来建造沙世界,心理教师都要保持沉默,全神贯注地关注学生制作的全过程。

在学生的制作过程中,心理教师一般要坐在沙盘的侧面(最好是右侧面,或者是右侧面附近),默默关注学生无意识的流露和表达。在这个过程中,心理教师要努力营造一个温馨、轻松、自由且安全的室内环境,让学生在进行沙盘游戏时可以放下包袱,无拘无束。这样,就会形成荣格所说的"在意识上使自己顺从于无意识的冲动"的内外环境。

二、咨询治疗阶段

(一)体验环节

体验环节是一个安静、反省的时间段。

1. 心理教师的引导技术

当学生对心理教师说:"老师,我做好了。"心理教师可以再向学生确认一下:"你真的做好了吗?如果真的做好了,那么沙盘上的所有东西都不能随意变动了。"以此来进一步确定学生沙盘游戏的终结程度。

从这时开始,心理教师就要引领并鼓励学生慢慢地浸入沙画的世界,用心去体验沙画中的相关情景。可以这样说："同学，这个世界是你的。现在请你花一些时间畅游其中，让它接触你的内在世界，走进你的内心。你不仅要用眼睛，还要用你的所有感官去体验它，探索它，并且了解它。你可以保持沉默，或者分享涌现在你身上的任何状况。"这时候，学生的思绪会逐渐转移到他的内心深处，也许还会触及他深层次的无意识，加深体验进程。

心理教师可以建议学生围着沙盘走一下："从不同的角度看看沙画，欣赏沙画，也许感觉会不一样。你可以围绕着沙盘走，从侧面、上面看看你的世界。"这个阶段一般需要5分钟左右的时间。

心理教师引领学生体验沙画，就是要引导学生心灵深处意识与无意识的持续性对话，那一刻正是学生"自己与内在小孩的对话"。如果学生过快地结束了本环节，心理教师可以建议他再一次进入自己的内心世界。

2. 心理教师的注意点

（1）提醒学生从现在开始，不要再触碰沙盘上的所有物品（沙具、沙子、各种构架与造型等）。

（2）可以拿一把椅子，让学生坐在沙盘前面，以便他更好地观察他的沙世界。

（3）当学生在充分地体验、反思沙画时，心理教师只需静静地坐在一边。

（4）注意学生的语言和非语言线索，鼓励学生停留在被激发的情绪中。

（5）心理教师的任务，就是无条件接纳学生的创作，不做任何评价。

这时候，如果学生说话，心理教师只需要进行一些反应性的回应；如果学生表现出一定的情绪情感，心理教师可以引导他"这一点（这个情景），似乎深深地触碰到了你的心"，而不是进行诠释和建议，也不要提问题。

（二）咨询与治疗环节

当学生结束体验环节后，就进入了最重要的咨询与治疗环节。

沙盘游戏的治疗机制之一，就是引导学生将无意识的线索意识化。在本环节中，心理教师是帮助学生探索无意识以及搭建无意识与意识（现实世界）桥梁的导师。本环节可分两步来操作。

1. 询问与接纳：倾听学生的故事

询问与接纳的时间在10分钟左右。在这段时间中，心理教师可以先询问学生是否愿意做老师的向导，向老师介绍他创造的这个世界，以便了解学生的感受和想法。一般来说，学生会出现以下三种情况，心理教师要能分别妥善处理。

（1）学生愿意说。这时候心理教师可以说："你是这个世界的创造者，我对这个世界了解不多，你是否可以带我游览一番，向我详细说明这个世界是如何形成的，并且让我认识这个世界中的各种人物和情景？"于是学生会主动向心理教师讲述他自己的故事——这是一种咨询与治疗。

（2）学生简单地说一下。心理教师要引导学生详细介绍他所创造的这个世界（这本身也是一种咨询与治疗），这时，心理教师可根据自己对学生沙画的了解与理解程度，询问学生关于沙画的一些问题（这些问题只聚焦沙具和情景）。心理教师可以按以下十个方面的内容询问学生。

①这个沙具是什么？为什么放在这里？放在这里使你想到了什么？

②你觉得哪个沙具对你的意义最大？它是什么？

③你还记得你放的第一个沙具是什么吗？最后一个沙具是什么呢？

④在整个过程中，你有没有觉得在哪里被卡住（或停下来）了？为什么？

⑤这里有你自己吗？有你的爸妈吗？有其他人吗？你的爸妈在哪里（或哪两个是你的爸妈）？

⑥整个作品中你最满意的是哪里？你可否简单说明一下为什么？

⑦如果你就作品提出问题，你最先会提出什么问题？

⑧你觉得还有什么没表现出来的吗？还有什么需要补充的吗？

⑨作品完成后，你有什么感觉？

⑩如果让你给作品起个名字，你认为是什么？

（3）学生保持沉默或不想描述这个世界。心理教师要理解并尊重学生，可以说："你不想告诉我这个世界的任何事情吗？或者你只是想陪它一段时间而不想谈论它？"

当学生讲述完自己所创造的整个世界，心理教师要注意学生的面部表情和身体反应。这时候心理教师可以问一些不带暗示的话，比如"你的身体哪个地方有感觉？"或者"你似乎感受到悲哀、生气或不舒服？"如果学生表示没有不舒服，则不再继续；如果学生有情绪体验，心理教师要鼓励学生停留在情绪中。学生可能不愿意停留在难过的情绪体验之中，心理教师应借这个机会帮助学生把情绪和现实联系起来。

有时，学生会在沙中埋些沙具，或者学生没有提到某些沙具。遇到这种情况，心理教师可以说："我发现那里有个××，你能说一下它的事情吗？"心理教师要明白，这个物体对学生来说往往具有重要意义。心理教师要观察学生的反应，了解与学生探讨的可能性，要留给学生充足的时间去探讨其中的无意识问题。

2. 介入性治疗：鼓励广泛探索

进入介入性治疗环节，心理教师要将讨论集中在沙画而不是个案本身上。比如，学生在沙盘中摆放了一只正在靠近水源的老虎，他表示老虎就是自己，并且说自己很饥渴。这时，心理教师只能说"这只饥渴的老虎正在靠近水源"而不是"你正在靠近水源"，因为只有这种中立的态度才有利于学生对问题进行充分解释。

在本环节中，心理教师一定要从以下几方面引领学生进行体悟。

（1）先局部，再逐渐深入。心理教师可以引导学生从某一个局部（不是最情绪化的）情景开始进行探索，然后慢慢深入，帮助学生探索自己的无意识。

（2）先感知，再触发意识。帮助学生感知沙画，理解沙画的含义，然后逐渐上达至意识层面的领悟。

（3）先臆想，再联结现实。丰富学生的沙盘游戏体验，然后将这种体验与他们的现实世界联结起来，帮助他们领悟沙画的意义。

（4）先询问，再鼓励探究。询问学生沙画中的情景如何反映了他的生活，鼓励学生留意与探究沙画中的问题是如何在他的日常生活中呈现的。

在咨询与治疗环节,心理教师可以根据自己的专业特长选择不同的干预方法,例如意象对话、焦点技术、心理剧、认知改变和身体觉察等。心理教师通过针对性的引领,促使学生直面沙画中的问题。

介入性治疗通常需要 10—15 分钟。当时间快到的时候,心理教师可以告诉学生:"今天的时间快要到了。在结束今天的沙盘游戏活动之前,请再体验一下你创造的这个世界,给它起个名字。"

三、结束阶段 1(单次沙盘游戏的结束方法)

在完成上个阶段后,沙盘游戏就进入了结束阶段。结束阶段包括以下两个环节。

(一)记录环节

当学生完成沙盘游戏离开后,心理教师应进行相关记录。

1. 文字类信息

(1)学生摆放沙具的顺序。

(2)学生开挖湖海的部位。

(3)学生修改的沙画上的情景。

2. 语言类信息

(1)学生选取沙具时的自言自语。

(2)学生摆放沙具时的自言自语。

(3)学生修改沙画时的自言自语。

(4)学生在体验环节中的自言自语。

(5)学生在咨询与治疗环节中的描述或解释。

3. 动作和表情类信息

(1)学生选取沙具时的动作和表情。

(2)学生摆放沙具时的动作和表情。

(3)学生修改沙画时的动作和表情。

4. 图片类信息

学生完成沙画后,心理教师要拍照予以记录保存。一般情况下,一张沙画至少要拍十张照片,这十张照片是:

(1)自上而下拍摄沙画全景一张;

(2)正面45度角拍摄沙画全景一张;

(3)背面45度角拍摄沙画全景一张;

(4)左、右两边45度角各拍摄沙画全景一张;

(5)上、下、左、右四个区角各拍摄一张;

(6)沙盘中间区域自上而下拍摄一张。

需要注意的是,沙画照片一般由心理教师拍摄。如果学生提出自己要拍摄几张带回去,老师可以允诺。如果学生提出需要照片,老师可以告诉他,等全部咨询工作结束后,老师会送几张照片给他留念。

心理教师应该妥善保存学生的沙画照片,并在电脑中建档,这有利于日后的分析与研究。

(二)拆除环节

结束了记录环节,就可以拆除沙画、平整沙面了。正如茹丝·安曼(Ruth Ammann)所说:"沙画是个体重要的内在意象的能量,不能保留在外部世界。"

一般来说,拆除过程由心理教师来做更合适。这是因为心理教师拆除学生的沙画更有利于学生保留、酝酿沙画中的意象;让学生自己拆除沙画,容易破坏学生无意识意象的联结和深入整合。在实操中我们也发现,如果让学生自己拆除沙画,许多学生会于心不忍。他们觉得这样做相当于自己残忍地撕碎了自己心目中的美好图景。

拆除环节通常可以这样来做:先拆除盘面上较大的沙具,再拆除较小的沙具,清理盘面下被沙子埋藏的沙具,最后平整沙面。

拆除下来的沙具,要先刷除留在沙具上的沙子,然后分门别类地摆放在沙具架上,以备下次使用。

四、结束阶段2(整轮沙盘游戏的结束方法)

一般来说,在对学生进行心理辅导与咨询的过程中,沙盘游戏可以一直做下去,除非学生不愿意做了。那么,在连续性的心理辅导与咨询中,什么时候可以停止沙盘游戏呢?

前面已提到,单次沙盘游戏可在规定的时间内,以学生制作完成为结束依据。而整轮沙盘游戏的终结,其信号如下:

(1)沙画整体性质发生了连续的、较为协调和稳定的积极的变化;

(2)个体自我像的浮现,且对自我评价走向全面和辩证;

(3)沙画从封闭、孤立和静止转向开放、共处和动态;

(4)沙画中开始出现大地、山,以及曼陀罗等;

(5)象征生命意义的物件的出现;

(6)沙画中出现了治愈主题,如旅程、能量、联结、深入、诞生、培育、变化、灵性、趋中、整合等。

当然,这些信号的出现,只是给心理教师一些结束的线索。心理教师还要同时结合学生心理辅导与咨询的总体进程,综合地做出决定。

确定结束整轮沙盘游戏后,心理教师的具体操作请参见前面的记录环节与拆除环节。

第二节　团体沙盘游戏的引导技术

自二十世纪八十年代开始,美国的迪·多美妮科就尝试着把沙盘游戏运用于团体之中。她开创了团体沙盘游戏,拓宽了沙盘游戏的应用领域。

团体沙盘游戏,是指在团体情境下进行沙盘游戏,将沙盘游戏应用于团体心理辅导中,一般采用限制性团体沙盘。限制性团体沙盘是指有一定规则限制的团体沙盘游戏。团体成员按照事先约定的方式排定次序。一般团体沙盘游戏的人数在4—8人,大团体沙盘游戏的人数可在30人以上。下面对限制性团体沙盘游戏的操作程序进行说明。

一、准备阶段:介绍规则

(一)前期准备

在第一次团体沙盘游戏时,必须要做好前期准备工作。

(1)请成员们按照自己喜欢的方式落座。

(2)请成员们商议哪里是正面方向(注意向大家说明摆放沙具时要从正面方向摆)。

(3)让大家触摸沙子,感受沙子,并分享感受。

(4)让大家感受沙具,注意要轻拿轻放。

(二)介绍规则

(1)摆放沙具的顺序是由事先的抽签(或猜拳)来决定的。

（2）每人每次只允许一次作业，如放一个沙具、挖一条河、堆一座山等（沙具有残缺、不完整或已经损坏，都是可以摆放的。翻动沙盘里的沙也算一次作业，一次作业不能既改动沙盘又摆放沙具）。

（3）别人摆放好的沙具，不能拿走或放回沙具架。可以移动自己或他人摆放的沙具，这算作一次作业。也可以选择放弃某一轮，什么都不做。

（4）要充分尊重他人。一人取沙具时，其他成员不能窃窃私语。整个制作过程中成员之间不可以说话，但成员与老师之间可以有互动。

（5）每一轮结束时，老师都要对沙盘进行拍照。拍照过程中，成员不允许开始第二轮挑选和摆放。

（6）最后一轮中的最后一个人，在作业后有一次修饰的机会，可以进行一些调整，但不能再添加沙具。

（7）团体成员是根据自愿原则组建的。每个成员都有权在中途提出退出活动的要求，但必须向心理教师说明自己退出的理由。如果以后再想加入，应先向心理教师提出申请，由团体成员和心理教师一起协商决定。

（8）制作时间没有严格的规定。4—8人的团体沙盘游戏一次活动时间一般为50—60分钟。

（9）成员必须对团体沙盘游戏中涉及他人的事件、情感等问题保密，对活动的具体内容也要保密。有特殊需要的，须征得团体其他成员的认可和准许。

二、制作阶段：操作规范

进入制作阶段，心理教师应先带领团体成员触摸沙子，体验沙的感觉，接着再一次明确前面所说的团体沙盘游戏活动规则。团体成员在进行沙盘游戏时，一般会经历以下五个阶段。

（一）各自为政阶段

在此阶段中，团体成员各摆各的，不顾他人。他们虽然在同一个沙盘中制作，但从沙画中能感觉到明显的界限和区域。在初始沙盘中，沙具会很多、很杂乱，区域被分割，主题分散，可以看出团体成员之间有一种明显的陌生感。

当他人由于不理解自己的意图而挪动了自己摆放的沙具，或者自己是出于好意而对他人所摆的场面进行调整时，团体成员之间就会出现强烈的心理冲突，也会有成员因此退出团体沙盘游戏。

（二）察言观色阶段

在此阶段中，团体成员每摆一轮都非常谨慎和小心，他们在考虑：自己摆的东西是否与他人摆的相协调？是否与沙画的整体风格相协调？他人是否接受自己？自己会不会影响到他人？等等。因此，每一轮用的时间都会逐渐增长，成员拿着沙具思考和犹豫的情况会出现得越来越多。

（三）沟通调整阶段

在此阶段中，团体成员会在制作完成后进行交流，他们开始开诚布公地谈自己的想法和感受，谈自己的困惑与矛盾，谈对团体的期望。尽管有时成员会争论得很激烈，但大家都会感觉很舒服。

（四）协调共感阶段

在此阶段中，团体成员有了默契，他人摆放的沙具正是自己想要摆的，他人对自己所构造的情景的修饰也符合自己的意图，自己对他人所摆放的东西的修饰也能得到他人的认同，整个团体都有了一种共感。在整个制作过程中，大家都在用心感悟他人的心声，对他人的摆放非常关注。沙画的协调性增强，主题更加明确，沙具数量减少。

（五）融通整合阶段

团体沙盘游戏发展到最后阶段时，团体成员相互融通，相互整合，此时沙画主题明确、流畅。对于这一阶段的沙画，成员们都会非常珍惜，舍不得拆除，总希望将这一美好的瞬间永远保留下来。他们会聚在一起与沙画合影，在欢声笑语中回顾制作过程。

三、咨询治疗阶段：讨论访谈

在此阶段中，心理教师将引领成员谈论自己摆放每个沙具的意图、对他人摆放沙具的感受，共同确定沙画主题。具体可以按以下步骤进行操作。

（一）看情景

心理教师询问所有成员："你们这几轮摆的分别是什么？摆这个的原因是什么？"

注意：在成员不知道自己摆的到底是什么的时候，心理教师要问："你认为这是什么？"一定要让成员明确形象。

（二）议主题

心理教师可以要求团体成员起身，围绕沙画进行全方位的观察，然后让大家根据这个沙画，提出自己认为好的主题，并说明原因。

注意：这时可以不按顺序进行，谁先想好谁先说，但是不能漏掉任何一位成员，否则会对成员造成不好的影响。

（三）找自我

心理教师问成员："你最喜欢哪一个沙具？对哪一个沙具感到不舒服？为什么？你觉得自己最像沙画里的哪个沙具？"（自我像）

注意：成员喜欢的，可以是自己摆的沙具，也可以是别人摆的沙具，可以是单个沙具，也可以是一片区域。

（四）做微调

心理教师问成员："你有没有想要调整的沙具或区域？"

注意：在对沙画进行调整前，先要经过团体成员的共同商讨，得到大家的一致同意之后，再由该沙具摆放者或该区域操作者进行改动；在商讨时，成员不能动手；每次调整只能针对一个对象，要一个一个来，不能一片区域一起改动，以保证沙画的主题清楚、明确。

（五）定主题

在心理教师的引领下，团体成员一起商讨，最终得到一个共同的主题。

注意：如果大家的意见难以融合，这个步骤可以保留到微调之后再进行。

四、结束阶段：善后清散

（一）活动总结

心理教师首先询问大家的感受，接着发表活动结束语（一定要按照规定时间进行，没有解决的问题，心理教师应在结束时进行说明，以便下次继续处理）。

（二）过程记录

心理教师的记录要规范化，即按一轮为一单元进行记录。记录内容包括每个成员的制作情况，摆放沙具的个数、名称，各个沙具所占的区域，每轮的时间等。每一轮完成后，老师要从沙盘正面进行拍照（照片中必须有沙盘和每位成员），方便以后整理和讨论。

(三) 成员告别

心理教师可以请团体成员将沙具放回，与沙画告别，或者等团体成员离开后，再自行将沙具放回沙具架。

(四) 作品拆除与沙盘整理

团体沙画的拆除与个体沙盘有所不同。心理教师可以与团体成员一起拆除。如果有成员表示不愿意自己的作品在自己面前被拆除，可以等成员离开后，心理教师自行拆除。

第三节　沙画的解盘技术

我们学习沙盘游戏,大多都希望了解沙画的解盘技术。而且,一般认为学生的沙盘游戏结束后,就要对学生所制造的沙画进行一定程度的分析和解读(即解盘)。那么,我们到底该不该解读沙画呢?又该如何解读呢?

一、解盘的条件

(一)为什么要对沙画进行解盘

当学生完成沙画后,心理教师就要进行解盘工作。那么,为什么要解盘沙画呢?

(1)理解学生,共情学生。只有在读懂学生、理解学生,以及共情学生的基础上,心理教师才能走进学生的内心世界,接近学生的无意识。

(2)找到学生产生心理问题的原因,制定相应的辅导、咨询与治疗方案。

(3)记录学生的无意识内容,进行有的放矢的辅导、咨询与治疗,提高工作效率。

(二)沙画可不可以分析与解盘

学生的沙画可不可以进行分析与解盘?我们先来看看沙盘游戏的创始人卡尔夫是怎么说的。

卡尔夫说:"(沙盘游戏)治疗师必须对出现在沙盘中的象征及其隐喻有所理解,这种理解通常会促进治疗师与求助者之间的信任气氛,此种信任正如最原始的母子联结一样，具有相当的疗愈作用。""借着外在象征隐喻的协助，内在的困境会慢慢变得清晰可见，并带来可能的改变。在此过程中，新的能量被释放出来，使自我可以获得更为健康的发展。"

在解释卡尔夫的话之前，要先弄清楚"分析"这个词的意思。

"分析"这个词其实包含两层意思：第一层意思是心理教师自己分析沙画而不告诉学生；第二层意思是向学生解释沙画。

那么，"分析"沙画显然是要做的，而且是必须要做的。因为只有对沙画进行分析，心理教师才能理解学生的无意识，才能与学生的无意识建立起联结，促使学生疗愈。

但是，对于第二层的那种"分析"，也就是把沙画中的象征意义解释给学生听，一般来说，心理教师不一定会做，有时甚至不能做。这是因为如果心理教师对学生解释了沙画中的象征，首先会使学生产生被评价的感觉，使他产生压力与焦虑；其次，这种解释会影响学生后来对沙画的制作，他的无意识表达会受到这种解释的影响。所以，不能轻易地对学生进行解释。即使是为了促使学生的发展，老师也必须应用通俗易懂的方式，或启发对话的方式，把信息传递给学生，这样可以避免影响学生后面的制作。

（三）何时向学生解释沙画

上面提到，要用通俗易懂的方式向学生传递老师对沙画的分析。那么，什么时候向学生传递较为合适呢？

分析心理学认为，沙盘游戏对个体的疗愈，基本上可分为以下四个阶段。

（1）意识化阶段——这时无意识开始进入意识之中。

（2）分析治疗阶段——这时学生开始对梦、意象等进行分析。

（3）社会化阶段——这时心理教师应引导学生将沙盘游戏过程中获得的进步迁移到现实生活中去。

（4）转化阶段——这时学生无意识中的超越功能发挥作用，学生的心理问题得到解决。

通过分解沙盘游戏的疗愈流程，我们可以发现：第一个阶段，意识化阶段，就是无意识呈现的阶段。如果这个时候向学生做解释，会影响学生无意识的表达；第二个阶段，分析治疗阶段，这个阶段才是向学生分析和解释的时候。

那么，如何判定第一阶段结束、第二阶段开始呢？对此，没有统一的操作模式。一般来说，当沙画由混乱、无序、伤害、分裂等进入有序、生机、愉悦、整合时，也就意味着无意识中的冲突获得了表现，此时就可以向学生进行解释了。

二、沙画解盘技术

沙画的分析与解读，就是要引导学生形成意义，帮助学生理解和应用那些通过沙盘游戏而生成的意识层面的领悟。分析与解读沙画，必须遵循的基本技术是纵向"三层面"和横向"四要素"。

（一）纵向"三层面"

所谓纵向"三层面"，就是在分析与解读沙画时，必须要从个人层面、文化层面、集体无意识层面三个层面由浅入深依次展开。

1. 个人层面

个人层面（第一层次）就是要将学生沙画中沙具的象征与学生的个人经历结合起来。有些沙具的象征是学生个人赋予的。比如，某学生在沙盘中放了一支水笔，这可能象征着该学生的好朋友，因为他的好朋友喜欢这样的水笔。因此要先让学生自己叙述沙画的意义，老师再做出反馈。

2. 文化层面

文化层面（第二层次）就是要将学生沙画中沙具的象征与社会文化背景结合起来。不同的文化背景，某些意象的象征意义是不同的。还比如，某学生在沙盘中放了一支水笔，在中国二十世纪五六十年代的文化中，那可能就象征着知识分子和干部。

3. 集体无意识层面

集体无意识层面（第三层次）就是要将学生沙画中沙具的象征与集体无意识原型结合起来。这就要求心理教师寻求人类心理原型的表现。再比如，那支水笔可能表现了爱学习的父亲的原型。这种集体无意识原型是人类所共有的，是我们内心最深层次的追求。

不过，对初学沙盘游戏的老师来说，在尝试对沙画进行分析与解释时，可以先通过一些"模式化"的步骤，模仿着进行分析与解释。

（二）横向"四要素"

1. 沙盘的盘面特征

心理教师首先需要遵循沙盘的盘面特征，也就是沙画中直观呈现出来的特征。这些特征主要有以下四个。

（1）整合性。整合性主要反映学生的人格结构是完整的还是割裂的，是和谐的还是矛盾的。心理教师主要考察沙画各区域情景与主题的关系，包括沙画的均衡性、丰富程度、细致程度、流动性、生命力等。各区域之间存在内在联系，且反映了一个主题，可以认为整合性较强。心理教师对沙画的整体感受和整体印象，对解盘有较大影响。

（2）充实性。所谓充实性，就是指学生的沙画所使用沙具种类的丰富情况和数量的多少。充实性反映着学生内心的丰富程度。使用沙具过少，可能是慎重、挑剔，也可能是心理的贫乏、单调。相反，如果沙具使用过多，沙画中拥挤不堪，可能反映了学生内心强烈的占有欲或内心烦乱的状态。然而，不能仅凭沙具使用的数量来衡量学生内心世界到底是丰富的还是贫瘠的。

（3）动力性。所谓动力性，主要反映学生的心理是奋进的还是消沉的，是朝气蓬勃的还是寂寞凄凉的。在一张沙画中，如果学生对湖、海、河、溪等水源，巍峨的山峰，高大的巨人，广阔而茂盛的植物，飞机、火车等强力的交通工具，成年的猛兽等沙具的使用较多，且方向性较一致，则可能学生的心理能量强悍而充足，生命力旺盛。

（4）流畅性。所谓流畅性，主要反映学生的心理能量是流畅的还是阻滞的。心理教师需要从沙具的风格、沙具方向、沙具间距、沙盘区域及空间分布等方面进行统筹考虑。

其他信息也非常重要。这些信息，首先是指学生制作沙画过程中的相关线索。如学生是如何开始的（是否触摸沙子、是否用水等），如何使用沙子（轻触还是深入），所选择的沙具偏向哪一类（挑剔的还是随意的），操作与建构（是否有运动），使用的沙盘空间（区域分布），言语与非言语表现，学生的情绪与感受，心理教师的情绪与感受等。其次，心理教师与学生的沟通，即心理教师与学生的心象对话所用的无意识世界的语言。再次，心理教师寻找到的学生的自我像。解盘时，心理教师要综合应用这些信息，才能给学生一个比较到位的解盘。

沙盘是学生和心理教师产生心灵交互的场所，而沙画则为这一特殊的交互赋予了可见的和具体的形式。

2. 沙画的空间分布

心理教师需要观察沙画的空间分布。对那些刚开始学习沙盘游戏的老师来说，在解盘时，还是应该采取先模仿、后活用的策略，即先按照空间分布的模式进行解盘，同时留意观察沙盘空间的左右配置和沙具的摆放状况等。（具体请参见第四章第二节）

3. 沙画的主题类型及沙具象征

心理教师还要发现沙画的主题类型，以及沙具象征。沙画的主题往往是学生内心问题的投射，而主题的中心往往是学生无意识的自我心象。（具体请参见第四章第三节）

4. 心理教师的见解与实践体验

心理教师如果想对沙画做出比较合理的分析与解释，有较高的解盘水平，就必须进行大量实践。平时要培养对沙盘的感觉，不断研习；要看到问题的背后，多用身体感受；多实践，多听学生叙述；综合研习，增强自己的实践经验，这样才能提高自己的解盘能力。

综合考虑了以上几方面因素后,心理教师可以归纳出三个解盘视角,即学生通过沙画所投射的问题点、生长点、突破点。心理教师要加强理论学习与实践操作,逐渐提高专业水平。

三、初始沙盘:意义与分析

在学生的第一个沙盘中,意识与无意识的对峙、交流就已经开始了。通过一系列的过程,学生无意识的能量逐渐释放,意识与无意识的对立逐渐转化,最终达到和谐一致,人格整合,也就是荣格所说的治疗的最终目标——自性化。

(一)初始沙盘及其意义

1. 初始沙盘

所谓初始沙盘,就是学生在心理咨询(辅导)过程中所做的第一个沙画。当一个学生做沙盘游戏时,他所呈现的第一个沙盘,是他直接的、本能的反应。因此,初始沙盘带来的信息和意义是重要的。

2. 初始沙盘的意义

卡尔夫认为,初始沙盘能够反映出学生问题的本质,能提供治疗的方向以及治愈的可能性等重要信息,能够启发沙盘游戏治疗师的工作,能够促进整个沙盘游戏的发展。初始沙盘就像心理分析中的初始的梦,可以呈现学生对沙盘游戏的感觉和态度,因而具有十分重要的意义。

初始沙盘可以告诉心理教师那些学生没有说的事情;初始沙盘可以最大限度地帮助学生提供那些往往不能用言语表达的信息(特别是年龄较小的学生);心理教师可以从初始沙盘中得到很多信息,从而确定心理辅导与咨询的方向和目标;心理教师还能看到学生心灵深处的能量,对心理辅导与咨询产生希望和信心。

初始沙盘还具有一定的诊断意义:正常的初始沙盘会呈现更多的治愈主题特征,

较少呈现创伤主题特征,而有心理问题的学生则刚好相反,其初始沙盘会呈现更多的创伤主题特征,较少呈现治愈主题特征。

(二)初始沙盘的分析原则

总的说来,初始沙盘会呈现比较多的问题,具体表现为盘面比较混乱、无序、分裂、空旷、阻塞或者缺乏沟通、能量等。对初始沙盘的分析,一定要考虑学生的年龄特征。实践表明,年龄因素会对沙盘游戏产生一定的影响,尤其是年龄较小的学生(如小学中低段学生)。

弗里德曼是卡尔夫的学生,也是美国沙盘游戏治疗学会的奠基人。她跟卡尔夫一样,非常强调初始沙盘的重要性。她建议心理教师可以从以下几个问题入手分析初始沙盘:

(1)沙盘的能量点在哪里(或沙盘哪里显得比较有生气)?
(2)沙盘的问题表现在哪里(或沙盘哪里显得局促不安)?
(3)沙盘中呈现了什么样的群体?
(4)沙盘中表现了哪类问题?
(5)沙盘的能量来源是什么?
(6)沙盘的主题(或者基调)是什么?

当心理教师询问完自己这几个问题后,可以继续询问自己:

(1)学生的问题是什么?
(2)学生可能用什么方法来解决问题?
(3)学生与无意识的关系怎么样?

可见,弗里德曼的分析较具体,操作性较强,对刚学习沙盘游戏的教师来说是很好的参考和训练方法。

鲍耶·凯瑟琳(Bowyer Katherine)也总结了初始沙盘分析评估原则,即沙盘的使用范围、攻击主题、沙盘的控制感和连贯性、使用沙子的情况、沙盘的内容等。

此外，对于初始沙盘的分析，还必须秉持尊重学生、尊重学生的无意识、象征性分析原理、非解释等原则。

（三）初始沙盘与面具沙盘

我们已经了解到学生开始沙盘游戏后所做的第一个沙画就是初始沙盘。但有时，学生的初始沙盘很漂亮，但并非学生内心的真实呈现。这样的沙盘，我们通常称其为"面具沙盘"。

如果出现面具沙盘，可能是因为学生在那时还未能充分感受到安全、自由和受保护的气氛，所以他的问题和无意识还未能暴露出来。卡尔夫认为，初始沙盘会呈现学生对心理辅导与咨询的感觉。如果学生呈现给老师的是一个漂亮的面具沙盘，那么在很大程度上可以说那名学生对老师还不信任，还不能完全进入辅导与咨询的状态。学生只是把他要给教师看的某一些好的部分呈现在了沙盘上，而把他真正的问题藏起来了。

这时，心理教师要有敏锐的直觉和智慧，去分析这个沙盘是不是面具沙盘，不能因为沙盘表面的和谐、漂亮就简单认为学生不存在什么问题。随着心理辅导与咨询关系的建立，学生会很快适应，逐渐脱下"面具"，进入更深层的领域，并且让无意识自然地呈现在沙盘中。

因此，表现学生内在问题的、真正意义上的初始沙盘，要在足够安全、自由和受保护的气氛下才会出现。心理教师的首要任务，就是要努力营造良好的气氛，让学生把他的问题暴露出来。问题一旦得到呈现，沙盘游戏的治愈功能也就启动了。

第六章　谁持彩练当空舞

——沙盘游戏的深度分析技术

　　沙盘游戏的深度分析技术，主要是指基于荣格分析心理学理论和中国文化的宏观分析方法。这种分析技术综合地运用了原型意象、释梦技术、意象对话、感应转化、意蕴象征、阴阳五行等方法进行分析与解盘，是一种具有大格局的分析思路，也是一种深度分析技术。

第一节　原型及原型意象

荣格的分析心理学是二十世纪早期诞生的一门探究人类心灵原始意象的深度心理学,该理论揭示了人类心灵的深层结构,影响着沙盘游戏的实践。

一、原型

原型,二十世纪心理学和哲学的重要概念,由瑞士著名心理学家荣格在《本能与无意识》中首次提出。

荣格认为:"原型是人类原始经验的集结。"我们在前面已对原型做过通俗的解读,即原型是世代相传的文化习俗与民族基因、典型经验与典型观念。这种文化习俗与民族基因、典型经验与典型观念,根植于各民族的土壤,融入了各民族的精髓,刻入了人们的大脑,是各地、各民族得以延续与传承的文化符号。

在世界各民族的宗教、神话、童话、传说中,荣格找到了大量这样的原型。正如他所说:"人生中有多少典型情境就有多少原型。"他重点讨论了几种最为重要的原型,即人格面具、阴影、阿尼玛和阿尼姆斯、自性等。这些原型在沙盘游戏中经常会有所表现,并对治疗起着重要的作用。

(一)人格面具

所谓人格面具,实际上就是我们所说的"我",我们表现给别人看的我们自己。但是，我们所扮演的角色并非真正意义上的我们本人，或者说，我们的人格面具并非我们真实、本来的自己。人格面具是个人在公共场合中表现出来的社会原型，代表人的社会性。它使一个人去扮演并不是他本人的角色，其目的在于表现出一种对自己有利的良好形象。

人格是由面具构成的，一个面具就是一个子人格或一个侧面，人格就是一个人使用过的所有面具的总和。人格面具在整个人格中的作用既可能是有利的，也可能是有害的。如果一个人过分地热衷和沉湎于自己扮演的角色，或者他仅仅认同自己扮演的角色，他的人格的其他方面就会受到排斥，这个人就会逐渐与自己的天性疏远而生活在一种紧张的状态中。

人格面具与阴影是相互对应的原型。当我们越是认同于某种美好的人格面具，我们的阴影也就越加阴暗。我们倾向于掩藏我们的阴影，同时也倾向于修饰与装扮我们的人格面具。两者的不协调与冲突，将会带来许多心理上的问题与障碍。

（二）阴影

阴影就是人格最内层的、具有动物性的、低级的种族遗传，包括一切不道德的欲望、情结和行为，类似于本我。阴影是人性的阴暗面，或者说是人性的兽性面。阴影在一切原型中能量最大，潜在危险性最强。阴影代表人的动物性。

从心理分析的意义来说，阴影并不完全只是消极的存在。意识到阴影的存在，本身就具有某种积极的意义。觉察自己的阴影，乃至达到某种心理上的整合，也是心理教师心理分析过程中重要的工作目标。

沙盘游戏中可能出现的阴影的原型，包括怪兽、恶鬼、邪恶的人或动物等，其构成的场面可能是一种令人恐惧的、担忧的情景。

（三）阿尼玛与阿尼姆斯

如果把人格面具看作个体公开展示给别人看的一面，是世人所见的外部形象（外貌),那么,阿尼玛与阿尼姆斯就可看作个人的内部形象(内貌)。

所谓阿尼玛,是指男性心目中女性的原型意象。她既是男人心中的女性的原型形象,也是男人对于女人的个人情结。男人总是倾向于在某个现实女性那里看到自己内在的阿尼玛。阿尼姆斯则指女性心目中男性的原型意象。阿尼玛第一个投射对象总会是自己的母亲,就像阿尼姆斯第一个投射对象会是自己的父亲一样。

阿尼玛与阿尼姆斯,又称异性原型。男人通过与女人的不断接触形成了他的阿尼玛原型,女人通过与男人的接触而形成她的阿尼姆斯原型。阿尼玛强大,男性易表现出暖男特征;阿尼姆斯强大,女性易成为女汉子、假小子之类。

阿尼玛与阿尼姆斯会随着个体年龄的增长而发生变化。20多岁男性的阿尼玛可能是楚楚动人、貌美如花的年轻姑娘,40多岁男性的阿尼玛则是衣着得体、处事稳重的成熟女性。20多岁女性的阿尼姆斯可能是长相帅气、会撩妹、会说情话的白马王子,40多岁女性的阿尼姆斯则是诚实稳重、坚强果断、正直进取、懂得生活、有担当的男人。

在沙盘游戏中,阿尼玛与阿尼姆斯可能会同时出现,可能会单独出现,也可能会和自我形象一起出现。如在一个对话情景中,一个沙具被解释为自己,另外一个沙具被解释为异性朋友,这可能就是阿尼玛或阿尼姆斯。

(四)智慧老人

智慧老人(Wise Old Man)是原始智慧和直觉智慧的象征。智慧老人留给人们的典型印象是强大无比,无所不知,无所不能。

沙盘游戏中出现的智慧老人的原型,可能是魔术师、隐士、渔樵、哲人或教师,也可能是球队教练、渡船的摆渡者、汽车司机等。

(五)上帝

上帝(God)原型是一种"寻求上帝的本能"(Instinct for God),存在于集体无意识之中。荣格认为，上帝原型包括来自个人经验的上帝的形象，但是这些形象所指的原型核心（上帝的原型形式）还是不可接近、不可认知的。对个体来说，上帝原型来自比个体无意识更大、更先前的心灵维度，属于不可知、永恒的范畴。《圣经》中的上帝的原型，就是神秘的大自然，或王与人类自身的映射。所有信徒都认为上帝是无所不能、无所不知的，上帝是正义和爱的赐予者，是世界的创造者，是最仁慈的圣父。

沙盘游戏中出现的上帝的原型，可能是如来、耶稣、真主安拉等神灵，也可能是体育裁判员、校长等权威人物形象。东方文化中的龙，也是上帝原型的表征。

（六）英雄

英雄（Hero）原型是男、女性共有的、已觉醒的自我。英雄原型有许多共同的优点和性格特征，如强壮、勇敢、美丽、善良、忠诚、智慧，而且还常常具有一种特殊的优点或技能，如会飞、会多种语言等。在荣格的世界中，英雄指一个"神人"，这个"神人"能把世界从苦难中拯救出来。这种英雄拯救世界的故事超越了时间和地域，成为人类共通的传奇，如大禹治水等。

沙盘游戏中出现的英雄的原型，可能是技艺高超的运动员、叱咤风云的江湖侠客、影片中会飞的超人、动物世界中强大的狮子，也可能是历史、现实人物的塑像，如孙悟空、关羽、岳飞等。

（七）曼陀罗

曼陀罗原产于印度，是一种草本植物。在人类发展历史上，曼陀罗图案曾是人类心理结构的象征。曼陀罗还是一个宗教术语。

曼陀罗的本意有圆轮的含义。沙盘游戏中出现的曼陀罗原型，它的基本形态就是圆形。凡圆形状的沙具以及圆形状的情景，均可属于曼陀罗原型。

（八）自性

自性，简单地说，就是个体指导无意识投射的实现，从而实现人格整合的原型意象。自性是所有原型中的核心原型，它的作用是使所有原型处于稳定、和谐的状态。

荣格分析心理学的核心思想是整体人格。人的精神或人格是整体性的，整体性结构是人性的基本方面，这种结构是先天的，它呈现为一个原型，荣格把它叫作自性，意指人性所要达到的最高目标，即自我实现。

卡尔夫认为，沙盘游戏能够促使自性的展现。梅纽因研究认为，沙盘游戏中，自性一般出现在沙盘的中心部位，常呈现椭圆形状。

二、原型意象

原型意象（Archetypal Images），就是原型的象征性表现。

我们知道，原型是一种本原的、无意识的"模型"。人们的意识无法认识它，但是可以通过原型意象来感知原型的存在及其意义。通过原型意象，我们就可以认识原型。

在沙盘游戏中，原型意象将抽象的概念通过象征的方式投射，显现在人的意识领域中，因此原型意象是原型的重要载体。

按照荣格的理论，沙具可分为表达原型和表达原型意象两类。日常生活中，诸如出生、结婚、死亡与分离，乃至一些数字与颜色等，都存在着各种原型意象。

荣格还提出汉字是可读的原型意象。自古以来，我国的文字都是意象表征。比如，"男"字，上为"田"下为"力"，在田里劳作是古代男子的主要职责；"妇"（繁体写作"婦"）字，右边的"帚"像一把用植物做的笤帚，上部为帚苗，下部为帚把，过去女人在家里主要做些扫地之类的家务活；"尖"字，上为"小"下为"大"，符合这种能穿透坚硬物体的锐器的形状。至于"闯"字，古人发现，猪、牛、羊等豢养动物出圈门是很慢的，只有马是例外，马出马厩是跳跃着出来的，这就是"闯"字的来历。而"凹"字更有意思，北京故宫午门的外在形象是"凹"字形的，而高大城墙所构成的围抱之势，给人以威严、宏伟的感觉，这就是"凹"字的内在寓意，它使人联想到封建王朝的闭关自守和集权统治。为什么汉字具有"变形"的潜质呢？因为汉字都是人们心中的可读的原型意象，而原型意象的特点就是变易性，也就是原型的象征性表现。

汉字不仅仅有以上特征，就连影响中国文化与中华文明的儒释道，也有着耐人寻味的字谜与话题。儒释道，指的是儒教、佛教、道教三大教。从字形上看："儒"，人之所需，隐喻"拿得起"，说的是"担当"；"佛"，人之所弃，隐喻"放得下"，说的是"舍得"；"道"，人的脑袋走得远，隐喻"看得开"，说的是"无为"。这不正是三大教义各自强调的"拿得起""放得下""想得开"吗？进一步说，儒教讲的是人与人的关系，所要解决的是习性问题；道教讲的是人与自然的关系，所要解决的是欲望问题；佛教讲的是人与心的关系，所要解决的是情绪问题。儒教阐释的是入世的哲学，道教阐释的是出世的哲学，佛教阐释的是用出世的思想做入世的事情。可见，道根儒茎佛叶花，三教本来是一家。

三、沙盘游戏中的原型意象

心理教师能在学生做沙盘游戏时敏锐地觉察原型意象，对提高沙盘游戏的效能有十分重要的作用。我们用一个原型来加以说明。

在荣格分析心理学中，英雄原型是指一个"神人"，这个"神人"会把世界从苦难中拯救出来，这是一个模式化的故事。这种故事对我们来说似乎是耳熟能详的，它超越了时间和地域，成为人类社会共同的传奇。那么，这个原型为什么会存在？

在沙盘游戏中，心理教师经常会发现学生沉迷于这样的故事：沙画的主角是一个"神人"，他具备学生没有的能力，通过代入这个角色，学生从现实的无力中解脱出来，从而暂时达成了内心的圆满与平衡。在圆满与平衡的那一刻，学生就会结束沙盘游戏。

英雄原型其实是补偿了学生现实生活中的无力感。通过这种补偿,学生的心理得以恢复平衡。而现实生活是许多学生产生无力感的根源,因为许多父母经常忽视孩子的需求(就像有些老师对学生提出一些不切实际的要求一样),一味地要求孩子达到"理想"的成就——分数要高、行为要好等。这会激发孩子们内心英雄原型的补偿效应,从而保持自己内心的平衡。

学生有无力感,英雄原型就不会消退。所以,我们可以观察到一个事实:现实生活中无力感越强的学生,沉迷游戏的时间就越长。当游戏成为学生唯一可以自豪和骄傲的事情的时候,虚假的英雄原型体验就彻底占据了学生的内心,他们会开始逃避现实生活。

这就是原型意象在沙盘游戏中的作用。

再回到沙盘游戏来看,原型可以通过多种沙具来表达,如英雄原型还可以是战士、运动员、骑士等。

在沙画中,原型通过原型意象表达出来,再经过个体的体验,使集体无意识与意识和解,从而实现治愈。

第二节 沙具类型及其象征

沙具是学生在沙盘游戏中使用的微缩模型,是沙盘游戏的语言。学生通过各种各样的沙具在沙盘中表达自己的经历与感受。

一、沙具的类型

沙具一般可以分为九大类。沙具种类越多、数量越多,其涵盖范围也就越广(中小学标准化的沙盘游戏至少要有 1200 个沙具)。学生可以使用的"概念"和"词汇"越丰富,沙盘游戏的表达性和创造性也就越强。

(一)人物类

人物可能是学生不同人格面具的表现,也可能是学生对现实生活中已经存在或者渴望的人格品质的形容与表达,投射的是学生对待人际关系的态度。

人物类沙具主要包括各个时期、各种年龄、各种职业、各种身份、各个地区、各种场景中的人,具体有:

- 普通人(如婴儿、儿童、青少年、男人、女人、老人等);
- 各种职业或身份的人(如父亲、母亲,教师,学生,工人,农民,医生、护士等);
- 参加各种活动的人(如打球、跑步等状态的人);
- 英雄或领袖人物(如秦始皇、成吉思汗、华盛顿、拿破仑等);

- 与种族和文化有关的人物（如 56 个民族娃娃等）；
- 文学作品中的人（如《西游记》中的师徒四人等）；
- 宗教与精神领袖人物（如孔子、佛祖等）；
- 虚幻和传说人物（如美人鱼、狮身人面像等）；
- 象征死亡的人物（如骷髅、僵尸等）；
- 身体部位（如眼睛、耳朵、肢体等）。

（二）动物类

动物在沙盘游戏中的象征意义可能触及学生无意识的人格内涵。沙盘游戏中出现的动物既可能是学生本身崇尚、欣赏品质的具体化，也可能是学生恐惧、担忧的象征。

动物类沙具主要包括：

- 天上飞的动物（如各种鸟、鹰、蜜蜂、蝴蝶等）；
- 地上跑的动物（凶猛的如狮子、老虎、豺狼等，温顺的如长颈鹿、斑马、猴子、兔子、骆驼等，家禽如鸡、鸭、鹅等，家畜如牛、猪、羊等）；
- 水中游的动物（如鱼、乌龟、海豚等）；
- 爬行类动物（如蛇、鳄鱼等）；
- 两栖动物（如青蛙等）；
- 神话及史前动物（如龙、凤凰、恐龙等）；
- 动物的残肢、残骸等。

我们常见的十二生肖动物及非十二生肖动物（如狮子、豹子、熊、象、狼、鹿、猫、鱼、龟、鸟等），都是沙盘游戏常用的动物类沙具。

（三）植物类

植物是生命的具体体现。由于植物本身具有生生不息的特征，因而它在沙盘游戏中的象征意义经常与人类生命的坚强与活力、人生的绚丽多彩，以及成长的希望等相关联。

树木是自然界中万物蓬勃生长、季节性衰败和来年再生的象征，其地位至高无上，主要包括松树、柳树、果树、圣诞树、竹子等。花卉是美的象征，常用来比喻女性，当然花也是装点生活的象征，主要包括牡丹、菊花、莲花、玫瑰等。芳草萋萋是春的景象，而满目衰草却极尽秋冬之萧瑟，因而草的枯荣也与树一样，标示着时令的更迭。草虽小，其生命力却不弱，默默无闻、顽强、向上。单株小草是希望、新生的象征，而一片草地表现出的是勃勃的生机。

植物类沙具主要包括：

- 蔬菜瓜果（如梨、桃等）；
- 花草花卉（如草坪、草丛，各式各样的花木、仙人掌等）；
- 树木（如杨树、柳树、椰树、松树、柏树等）。

此外，植物类沙具还包括一些诸如菩提树、圣诞树等具有宗教色彩的树木。

（四）建筑类

建筑物是人类生活、学习、工作的主要场所。不同功能的建筑物在沙盘游戏中有着不同的象征意义。

建筑物中，房屋是人类活动的重要场所，往往是家的代名词。房子还象征着个体的心房。塔及庙宇透露出一种祥和、神秘的气息，象征着精神上的皈依。图书馆与加油站是自我能量补给的象征。城堡给人以安全和封闭、防御的感觉，而且其沉重、古老，就象征着沧桑、压抑。桥梁，是连接、沟通的重要建筑物，象征着起沟通作用或连接作用的人或物，可能是过去、现在以及未来的联系，也可能是意识、物质与无意识的联系。

建筑类沙具主要包括：

- 现代化建筑（如学校、医院、大厦、公寓等）；

·田园风光建筑(如平房、农家院、土房子、茅草屋等);

·宗教和文化建筑(如寺庙、教堂、碑、坛、塔等);

·公共设施(如图书馆、医院、厕所等);

·连接物与障碍物(连接物主要指桥梁、铁轨、门等,障碍物主要指栅栏、围墙、城墙等)。

(五)交通类

交通工具是人们快速到达目的地的外力凭借,也是动力性的表现。在沙盘游戏中使用交通类沙具,可以理解为学生善于利用外界力量的支持去达到自己的目的。不同的交通工具由于其速度、外形、特性以及人们赋予它们的一些情感,会有不同的象征意义。

交通类沙具主要包括:

·空中交通工具(如飞机、飞船、飞艇等);

·地面交通工具(如火车、汽车、工程车、摩托车、自行车等);

·水面交通工具(如各种船只等);

·特殊交通工具(如警车、救护车等);

·军事交通工具(如坦克、军机等);

·辅助性交通设施(如指示牌、路灯等)。

(六)生活类

生活类物品,能够为人们的日常生活提供各种形式的服务,餐饮、娱乐、教育、旅游等与生活相关的"衣食住行用"都属于这个范畴。这类沙具中,有些(如食品、水果等)象征着滋润和营养,是维持个体生命所必需的;有些(如乐器、体育器材等)能够让学生获得心理能量,从而促使其心理的成长和完善。总之,这些沙具可以表现学生的内心秩序、界限以及生活情趣。

生活类沙具主要包括：

- 食品类（如大米、面包、牛奶等，各种鱼、肉，薯类作物等）；
- 水果类（各个季节、各个地区出产的各种水果）；
- 家具类（如桌、椅、板凳等）；
- 家用设备（如电脑、饮水机、电视、马桶、洗手盆以及锅碗瓢盆等）；
- 服饰鞋帽（如衣服、帽子、围巾、裙子、鞋子、靴子等）；
- 照明物（如蜡烛、电灯、台灯等）。

此外，生活类沙具还包括乐器、体育器材、通信工具等。

（七）军事类

军事，就是军队所表现出来的现象和军队的活动，如打仗和准备打仗之事。军事在沙盘游戏中的象征意义可以是冲突、对抗，甚至战争，也可以是发展、成长、变化和转变，象征着罪恶的毁灭和正义、和平、秩序的恢复。因此，学生在沙盘游戏中对战争事件双方的态度以及事件最终结局的解释，可能就反映了其内心冲突的解决方式及其心理发展的可能方向。

军事类沙具主要包括：

- 空战武器（如各种军机）；
- 陆战武器（如坦克、装甲车等）；
- 海战武器（如军舰、潜艇等）；
- 军事设施（如工事战壕、铁丝网等）。

（八）自然景物类

自然景物是指自然界存在的那些景物，如高山、河流、森林、沼泽，以及太阳、星星等。绚丽多姿的自然景物，象征着个体最为永恒的心象。自然景物主要有山、河、洞，太阳、月亮、星星等。

高山，是天与地相会交接之处，因此成为超凡、永恒、纯洁和精神升华的标志，可以理解为目标、抱负的递增和连续性，也可以理解为一种自我保护的天然屏障。

河流，源于山脉而蜿蜒流动，源源不断，象征着生命力的流动状态及延续性。河流可以通航，是一种途径，所以又可以象征一个人的生命历程。

太阳，是创世能量的象征之一，它为万物提供热量，为万物带来光明。

（九）宗教文化类

宗教文化，即宗教与文化，包括国内外宗教神话以及古中国、古埃及等文化。宗教文化主张以人生为本、以心性为本，倡导和平向善、中道和谐、济世利人。

基督的上帝、佛教的释迦牟尼以及其他宗教神话中的人物，都象征着神秘而超自然的力量；佛教中观音菩萨的形象，象征着庄严、神圣、慈祥、关怀和包容。因此，宗教文化在沙盘游戏中的象征意义，对学生来说，就是渴望获得超自然力量，是一种精神寄托。

宗教文化类沙具主要有基督、十字架、教堂、佛、菩萨、罗汉等。

二、沙具的象征意义

如果把沙盘比作一张纸，那沙具就是文字。学生制作沙画的过程就是用这种特殊的文字在这种特殊的纸上书写的过程。学生书写的内容不仅涉及意识层面，而且还涉及无意识层面。沙具的意义主要有以下三个方面。

（一）沙具的一般意义

沙具的一般意义（即本义），指的是沙具作为一种具体物品的本质属性。比如桥，它的一般意义是连接，连接此岸和彼岸，使原来中断或损坏的道路能够重新连通，方便人们出行。桥，代表人类对自然的征服。在沙盘游戏中使用桥的沙具，要看学生怎么理解桥的意义，用桥来表达什么、做什么。

(二)沙具的象征意义

沙具的象征意义,指的是剥除了沙具作为一种物品的具体属性,而使用其某种隐喻意义。又比如桥,用作"沟通"的含义,这就是象征意义了。桥不仅是独立个体之间的联系,还是自我多种人格特征之间的联系,或者是过去、现在与未来的联系,更是意识与无意识的联系。一个人站立在桥上,可能象征着他此刻正处于人生的十字路口,或处于人生转变的关键时期。

可见,每一种沙具的象征意义具有多重属性:既有沙具形象本身的功能属性,也有沙具的社会文化属性,还有沙具的心理象征属性。

当沙盘游戏逐渐深入到学生的无意识深处,就会与梦一样,完全不考虑个体意识。这时候,沙具的象征性将大大超越逻辑性,因为它是无意识的表达。这样的沙盘,意识自然是无法轻易理解的。比如这个沙盘(图6-1)。

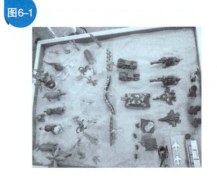

图6-1

这个场景非常具有冲击力,左右区域中的每一个沙具及其构成的情景,似乎都有流血的味道,因为这投射的是一种严重的冲突与对抗。在这场面中,我们注意到,左上角那个倒在沙子上,局部还被掩埋的人体骸骨,是无意识信息的传达。要想理解它,我们至少得知道左边区域、人体骸骨、被掩埋的象征意义,还要了解这个制作者(初二男生)的个人情况,才可以对这幅沙画所包含的意义做出大致判断。

可见,沙具最有魅力和最值得被珍惜的就是其象征意义。沙盘游戏是在典型的想象与象征的水平上进行的游戏。任何人都可以根据自己对沙具的象征性体验,在沙盘游戏中塑造各种有生命活力的意义。

(三)沙具的原型意义

沙具的原型意义,是指沙具在一个民族特定的文化意蕴层面上映射出的某种符号含义。还是以桥为例，其本义是道路的连接。慢慢地，桥与周边环境日渐和谐，桥与民众的生活习俗联系在一起，形成一种重要的文化现象，因为人们举行庆祝活动，多半要经过桥（或路过桥），人们的活动便与桥有关了。再后来，庆祝或集会时，一些民众倚着桥头观灯看热闹，少男少女在此相识相会，演绎出缠绵动人的故事。桥，从民族的文化意蕴上看，见证了爱情的忠贞：历史上有蓝桥会的故事、梁祝草桥结拜、牛郎织女鹊桥相会、许仙和白娘子断桥定情，美国经典电影《魂断蓝桥》等，无不表露出爱情的浪漫。著名诗人卞之琳《断章》中的桥段，也与桥有关。

因此，桥的意义，从出行与交通的桥（一般意义），发展到人们联络、交往与相聚的沟通之桥（象征意义），最后演变成心心相印的心桥、定情的鹊桥（桥下有水，精神分析认为水与性相连），从而转化成人们的情感寄托、爱的联结（原型意义）。这正是沙盘游戏的神奇与奥妙之处。

沙具的一般意义与象征意义是比较容易理解的，心理教师通过与学生沟通，就可了解他们是怎样理解沙具的。沙具的原型意义是难点，却又至关重要。如果没有原型意义的理解，那就不是荣格分析心理学框架下的沙盘游戏，甚至可以说是偏离沙盘游戏的本质了。

在沙盘游戏中，一种沙具可以与多种原型联结，沙具意义的生成是沙具属性与原型相联结的过程。相同的沙具在不同学生、不同沙画中的意义可能都不同。

可见，沙具是沟通人与自然、自我与原型、意识与无意识的重要途径。沙具的象征是相对稳定和绝对变化的统一，沙具的意义会因学生的不同而有所差异。任何一种沙具的出现、转移与消失，都展现着学生内心的变化及其治愈与发展的过程。心理教师要做的就是倾听学生的叙述，而非硬套其象征意义，否则，那很可能是心理教师自己内心的投射。

因此，心理教师要努力理解沙具不同层面的意义，并结合学生的解释，正确领会他所创造的沙画的含义。

三、十二生肖:沙具象征与人生智慧

自远古时代开始,动物就一直与人类共存。其中一些动物被我们驯化,成为我们的伙伴,如猪、狗、羊等,但也有一些动物未被驯化。在沙盘游戏中,最常用的动物类沙具是十二生肖,那么这十二种动物代表了什么呢?与人生智慧又有什么关系呢?

(一)鼠与牛

1.鼠

(1)基本特征

鼠,啮齿类哺乳动物,有上亿年历史,分布在世界各地。鼠胆小多疑,极为警惕,同时又非常灵活。鼠的繁殖力强,成活率高。鼠常啃咬东西,糟蹋粮食,传染疾病,属于有害动物。

(2)关键词

聪敏机灵、生命力强、有灵性。

(3)文化象征

鼠的第一种象征意义:灵性。人们常用"比老鼠还精"来形容某人精明机灵。有人认为鼠通灵,能预知吉凶灾祸(如能对地震、水灾等做出一定的反应)。鼠与狐狸、黄鼠狼、刺猬、蛇并称为"五仙",久而久之,鼠在人类心目中就成了通灵的神物。

鼠的第二种象征意义:生命力强。鼠的繁殖能力很强,成活率很高。有些人会将子女多的母亲戏称为"鼠胎"或"鼠肚",说明鼠的生育能力特强。"鼠"字上部是一个"臼",意为屡遭人类打击,总是击而不破,打而不尽,这也是生命力顽强的表征。

鼠的第三种象征意义:精致细小,微末。鼠天生小巧玲珑,总与微不足道、无须挂齿连在一起,所以鼠的第三种象征意义就是微小,精致。

2. 牛

（1）基本特征

牛，哺乳动物，草食性动物，适应性很强，在全球广泛分布。牛体型粗壮，力气很大，能帮助人类进行农业生产。牛，可以产奶、产肉，牛角、牛骨还可以做成工艺品，是一种经济型动物。

（2）关键词

执着进取、朴实忠诚、力量感。

（3）文化象征

牛的第一种象征意义：吃苦耐劳。在中国文化中，牛是勤劳的象征。余秋雨先生曾说"中华文明不远征"的关键因素是中国自给自足的农耕文明，而中国的农耕文明的标志性劳动力之一就是耕牛。

牛的第二种象征意义：力量与倔强。牛的力气很大，勤劳肯干的人经常被称为"老黄牛"，高大强壮的男人经常被形容为"牛高马大"，而脾气倔强执拗的人经常被称为"牛脾气"。

牛的第三种象征意义：财富。牛在西方文化中是财富的象征，根据《圣经》的记载，以色列人用黄金打造出金牛犊，作为耶和华上帝的形象来膜拜，金牛犊因此成为金钱和财富的象征。而牛的活动也代表着生产和增值，所以股票价格持续上升被称为"牛市"。

牛的第四种象征意义：滋润、营养。牛的全身都是宝：牛肉是营养丰富的食材，牛奶更是营养品。因此，奶牛是母性哺育、营养的象征。

3. 鼠与牛的人生智慧

十二生肖根据阴阳平衡原则两两相对，充满了祖先的智慧。鼠代表聪明智慧，牛代表勤奋勤劳，它们反映的是聪明与勤奋的关系。现实社会中，一个人要成功，不仅需要聪明，更需要勤奋，两者缺一不可。仅有智慧而不勤奋，充其量只是小聪明。这是鼠与牛这对生肖组合告诉我们的人生智慧。

(二)虎与兔

1. 虎

(1)基本特征

虎,大型猫科动物,哺乳动物,典型的山地林栖动物,国家保护动物。虎头大而圆,毛呈黄褐色,有黑色条纹,听觉和嗅觉都很敏锐,性凶猛,力量大。虎善游泳,不善爬树,常单独活动,虎的活动范围较大,常夜里出来捕食。

(2)关键词

权势、威严、恐惧。

(3)文化象征

虎的第一种象征意义:威严和权势。虎前额上的花纹构成中国的"王"字,并且有观点认为,中国的"王"字就是因为老虎而来的,虎是森林之王(中国古代的万兽之王就是老虎)。"伴君如伴虎",说的是皇权凛然不可侵犯。可见,虎象征着威严和权势。崇虎已成为中华民族共同的文化观念。

虎的第二种象征意义:勇敢和无畏。古代称赞将士大臣会用"虎将""虎臣""虎士"等。古时候调兵遣将的兵符上面就雕刻着一只老虎,因此被称为"虎符"。成语"虎狼之师"就是指如狼似虎的军队,用来比喻军队的强大、战斗力的强大等。

虎的第三种象征意义:祈福避邪。在中国的传说中,虎是极有力量且正义的动物,为镇宅辟邪之灵物。在民间习俗中,虎被尊崇为瑞兽,因为虎与"福""富"谐音,因此寓意福运临门,富贵盈门。

2. 兔

(1)基本特征

兔是哺乳类兔形目、草食性脊椎动物。兔的头部稍像鼠,耳朵根据品种不同有大有小,上唇中间分裂,是典型的三瓣嘴,非常可爱。尾短而向上翘,前肢比后肢短,善于跳跃,跑得很快。

（2）关键词

乖巧可爱、灵活狡黠、吉祥。

（3）文化象征

兔的第一种象征意义：机智敏捷。中国有个成语是"狡兔三窟"，寓意就是兔子很聪明，善于保护自己，所以兔子在民间故事中经常扮演机智的角色。成语"动如脱兔"则形象生动地说明了兔子的行动敏捷，所以兔子也是机敏的象征。

兔的第二种象征意义：安静美好。在中国，有一个和兔子有关的美丽传说，那就是嫦娥奔月的故事，在这个故事中，玉兔在广寒宫里和嫦娥相伴。玉兔还是月亮的象征，中秋节的象征，代表人们对美好事物的祈愿。

兔的第三种象征意义：胆小逃避。兔子没有尖牙利爪，攻击力很弱，胆子又小，遇到危险只能逃跑。所以，兔子也有胆小者、逃逸者、受难者等负面意义的象征。

3. 虎与兔的人生智慧

老虎力量很大，很勇猛，象征着实力与勇敢；兔子则胆小纯洁，代表着细腻与谨慎。勇猛脱离了谨慎，就是鲁莽；没有勇猛，一味胆小，就是胆怯。勇猛与谨慎结合起来，就是胆大心细。现实生活中，一个人要成功，就要胆大心细，这样才能无往而不利。这是虎与兔这对生肖组合告诉我们的人生智慧。

（三）龙与蛇

1. 龙

（1）基本特征

龙是中国古代神话传说中的神异动物，它的体形特点是"九似"，即：角似鹿、头似牛、眼似虾、嘴似驴、腹似蛇、鳞似鱼、足似凤、须似人、耳似象。龙是十二生肖中唯一不存在于现实生活中的动物。

（2）关键词

王者风范、呼风唤雨、神秘感。

（3）文化象征

龙的第一种象征意义：权势、高贵、尊荣。龙之所以具有这种文化象征意义，是因为在东方传说中，龙可以自由来去于海、陆、空，是水族之王，却又关心民间疾苦，故而龙被视作一种祥瑞，是权力的象征，是皇权的代名词（皇帝自比"真龙天子"）。

龙的第二种象征意义：出类拔萃，不同凡俗。龙是神物，非凡人可比。龙自由来往于三界之间，将三界有机结合在一起，可以认为龙是以性本能为核心的自我整合强大力量之象征。

2. 蛇

（1）基本特征

蛇是四肢退化的爬行动物的总称。蛇是肉食性动物，全身布满鳞片。目前全球有3000多种蛇类，可分无毒蛇和有毒蛇两类。大部分蛇是陆生，也有半树栖、半水栖和水栖的。蛇是变温动物，当环境温度低于15℃时，蛇会进入冬眠状态。

（2）关键词

智慧、邪恶、恐惧。

（3）文化象征

蛇的第一种象征意义：幸运、吉祥和神圣。古埃及人认为蛇是君主的保护神。法老用黄金和宝石塑造了眼镜蛇的形象，作为皇权的徽记。欧洲使节会把两条蛇的形象雕刻在拐杖上代表使节权，这拐杖成为国际交往中使节专用的权杖，蛇因此成为国家和权威的象征。

蛇的第二种象征意义：长寿、生殖和财富。在中国文化中，蛇和龟是长寿的象征。蛇与鼠一样，具有强大的繁殖力和生命力。蛇还是财富的象征，蛇有自己的地下王国，里面有无数宝藏，所以想发财致富的人须到蛇庙中去虔诚祈祷。

蛇的第三种象征意义：机智、狡猾。《圣经》中说，蛇是上帝耶和华所造万物之中最狡猾的一种。换一个角度看，狡猾也可被看作机智、智慧、聪明的代名词。

蛇的第四种象征意义：阴险、冷漠。这与蛇是冷血动物有关，因此阴冷也被认为是蛇的特性，再加上蛇没有声带，不能发出声音，更加深了蛇阴冷的形象。"美女蛇"常指那些外表美丽、内心阴险狠毒的女人。

蛇的第五种象征意义：神秘莫测。蛇没有脚却可以爬行，又往往来无影去无踪，因此显得很神秘。此外，由于蛇身与男性性器相似，精神分析学派认为蛇是男性的象征。

总之，蛇是集邪恶与美好为一体的矛盾生物。

3. 龙与蛇的人生智慧

龙代表尊贵神圣、英勇刚猛，蛇代表柔韧柔弱、百折不挠。太刚了容易折断，过分柔弱容易失去主见。龙与蛇的互补，体现了中国人的人生经验，那就是刚柔相济。无论是做人，还是做事，都应刚柔相济。这是龙与蛇这对生肖组合告诉我们的人生智慧。

（四）马与羊

1. 马

（1）基本特征

马，草食性动物。马在古代是农业生产、交通运输和军事等活动的主要役力，现在马主要用于体育运动和乳肉生产，饲养量大为减少。但在一些国家和地区，马仍是役力的重要来源。

（2）关键词

精力旺盛、忠诚、好驾驭。

（3）文化象征

马的第一种象征意义：自强不息、奋斗不止。龙马精神就是中华民族一直以来追崇的奋斗不止、自强不息、进取向上的民族精神。我国古代先祖认为，龙马就是仁马，它是黄河的精灵，是炎黄子孙的化身，代表了华夏民族的主体精神和最高道德。

马的第二种象征意义：卓越非凡的人才。自古以来，马就是能力、圣贤、人才的象征，古时候人们经常用"千里马"形容有才华的人，千里马是日行千里的优秀骏马。骏马就是在形容贤良的人才。

马的第三种象征意义：忠诚可靠的伙伴。马很早就被人类驯服，为人类服务，是人类最忠实的伙伴之一。在古代，马更是非常重要的交通工具和传递信息的信差。

在沙盘游戏中出现马的沙具，如果是男性，一般表示他对自己很自信、欣赏，如果是女性，则一般表示她对力量感的羡慕与追求等。平原野马是自由奔放的，但也是本能的一种危险的释放。因此，对马的驾驭在沙盘游戏中十分重要。

2. 羊

（1）基本特征

羊为六畜之一，是一种温顺的反刍动物。羊原为北半球山地动物，非常适应山地生活。羊品种很多，有绵羊、黄羊、湖羊、山羊、岩羊等。中国主要饲养山羊和绵羊。

（2）关键词

温顺、柔弱、驯服。

（3）文化象征

羊的第一种象征意义：美德。羊天生丽质，是纯洁珍贵的象征。在古人的观念里，羊是美善的象征。

羊的第二种象征意义：吉祥如意。"羊"字与古代"祥"字相通，"祥"也可写作"吉羊"，表吉祥之意，因此羊是祥瑞的象征。

羊的第三种象征意义：温和，忠诚。古罗马人认为，一天第一眼见到的动物如果是羊，那天就会获得爱和幸福。基督自称为"好的牧羊人"，因为羊具有温和与安详的特征。羊群在没有水草的荒野中依然会和顺地跟着人走，这也说明了羊的忠诚。

3. 马与羊的人生智慧

马是执着坚定、勇往直前的象征，羊是温顺、和善的象征。马代表人一往无前直奔目标奋斗前进的精神，羊代表人与周围环境和谐共处。如果一个人只顾自己往前奔，不顾周围环境，容易伤害周围人，不利于达成目标。所以马与羊互补，象征着为了自己的目标，人必须与周围的环境和谐共处。这是马与羊这对生肖组合告诉我们的人生智慧。

（五）猴与鸡

1. 猴

（1）基本特征

猴是一个总称，灵长类动物中很多动物我们都称之为猴。猴是动物界里进化得最好的一类。猴大脑发达，四肢可以使用简单工具，可以抓取食物，手趾可以分开，善于攀爬树枝和拿东西。猴是无臀的，所以坐不住，喜欢变动。

（2）关键词

智慧、活泼多动、不安分。

（3）文化象征

猴的第一种象征意义：聪明机智。猴子是最接近于人类的灵长类动物，聪明、多动是其特征。猴子能做一些人类的动作，理解人类的行为，善于攀缘，极其灵巧，因而在众多文化中，猴子是聪明、进化的象征，受到人们的喜爱和尊敬。

猴的第二种象征意义：高官厚禄。汉族普遍认为猴是吉祥物。由于"猴"与"侯"谐音，在许多图案中，猴有封侯的意思。如一只猴子爬在枫树上挂印，取"封侯挂印"之意；一只猴子骑在马背上，取"马上封侯"之意。这些图案常用于民间建筑。辈辈封侯表达了封建社会人们对功名利禄的追求。

猴的第三种象征意义：调皮好玩。猴子不易驯服，多动、爱玩和调皮是其象征。而且猴子善于模仿，因而常被用来讽刺人类的虚荣心和其他恶习。在基督教传统中，猴子极为人们所厌恶，常引起人们的猜疑，是邪恶、贪婪、盲目崇拜的同义词。

2. 鸡

（1）基本特征

鸡是一种家禽，家鸡源出于野生的原鸡，其驯化历史至少有4000年，但直到1800年前后鸡肉和鸡蛋才成为大量生产的商品。鸡的种类有火鸡、乌鸡、野鸡等。

（2）关键词

准时、守信、平凡、家庭。

(3) 文化象征

鸡的第一种象征意义：守信、准时。公鸡报晓，意味着天将明，再做进一步引申，就象征着由黑暗到光明的转化，比如说"鸡叫了，天亮了，解放了"就是这样一种递进的象征意义。在沙盘游戏中放置鸡，往往是为了塑造家园的氛围，因此鸡还具有家的含义。

鸡的第二种象征意义：平凡、柔弱。鸡在日常生活中几乎随处可见。它的繁殖能力强，成活率高，对环境没有什么特别的要求，无论何地都可以饲养。所以鸡显得很平凡，它也因此具有平凡、大众化和柔弱的象征意义。

鸡的第三种象征意义：勇敢善斗。这一意义源于斗鸡。鸡喜欢搏斗打架，尤其是公鸡，这在日常生活中亦是常见的现象。两只公鸡相遇往往会有一场搏斗，母鸡之间偶尔也会有厮杀。

鸡的第四种象征意义：辟邪、去灾、神明。古人对祭祀非常重视，在众多的祭祀用物品中，鸡就是其中之一。古人认为鸡和鸡血具有驱鬼邪、去灾祸的作用。用鸡祭祀祖宗这一习俗，至今仍在一些地区流行。

3. 猴与鸡的人生智慧

猴子代表机智与敏捷，象征处理问题时要有一定的灵活性；鸡每天准时报晓，代表恒定，彰显出一定的原则性。如果头脑灵活，但没有恒心，那是达不到目标的；如果只是恒定，没有变通，也就没有进步了。猴与鸡结合，其实就是灵活性与原则性的结合。大到国家的改革开放，小到家庭的日常生活，都应如此。这是猴与鸡这对生肖组合告诉我们的人生智慧。

（六）狗与猪

1. 狗

(1) 基本特征

狗，犬科动物。狗属于食肉目，分布于世界各地。狗是由早期人类从灰狼驯化而来的。时至今日,狗被称为"人类最忠实的朋友",是饲养率最高的宠物。其寿命约十年。

(2) 关键词

忠诚、通人性、保护和警觉。

(3) 文化象征

狗的第一种象征意义:忠诚、通人性。忠诚是狗最普遍的内涵了。狗最大的特点就是忠诚,人们相信狗对主人是忠心不二的,对敌人是异常凶狠的。狗对人的忠诚还表现在狗能警告主人防备看不见的危险,狗是主人家居、财产的守护者。

狗的第二种象征意义:吉利、富贵。商朝时期,狗就是倍受人们喜爱的宠物。《汲冢周书》记载:"商汤时,四方献,以珠玑玳瑁短狗为献。"《唐书·地理志》里也有"河南道濮州濮阳郡上贡绢犬"的记载。

狗的第三种象征意义:陪伴、亲情。作为可爱的宠物,狗是人类的朋友,被赋予了陪伴、亲情的象征含义。《陈书》中记载的"张彪败后,与妻杨氏去,唯所养一犬黄仓在前后,未尝离",就是狗一直陪伴在家人身边。

有关狗的象征意义,中西方观点不同。狗,在中国,代表着忠诚、陪伴、亲情等;而在西方,狗则与死亡相连,象征着冥界入口的看守,或去往来世的灵魂的引路人。

2. 猪

(1) 基本特征

猪,杂食类哺乳动物。身体肥壮,四肢短小,鼻子较长。性温驯,适应力强,繁殖快。猪是脊椎动物、哺乳动物,分为家猪和野猪。家猪是人类蓄养、多供食用的猪种。根据品种,猪有黑、白、酱红和黑白花等色。

(2) 关键词

懒惰、老实憨厚、诚实宽容。

(3) 文化象征

猪是善良、憨厚、可爱的代言人,所以猪也是情侣爱人之间的昵称,表示自己的伴侣像猪一样善良可爱。

猪的第一种象征意义：有福有财。汉字"家"的部首是"宀"，象征房屋，下半部是"豕"，有此一说：房屋加豕等于家，豕即财富。在农业社会中，如果家里没有养猪，就不成为家。有一古老的说法："猪八六，百福臻。"可见人们在祈福时，认为猪是富有的象征。

猪的第二种象征意义：温和憨厚。猪是非常温憨可爱的动物，它有着圆浑厚重的体态和宽广的胸怀。猪憨厚老实，心宽体胖，质朴厚道、忍辱负重。由于心中坦然无憾，所以身体舒泰安康。这其实正是一种吉祥圆满的人生态度。

猪的第三种象征意义：懒惰肮脏。在人们的心目中，猪可能是最老实的家畜了，同时，猪也是最懒惰的动物。猪之所以在所有家畜中长得最快，重要的原因就是活动少。除了在进食的过程中活动活动，猪难得有做什么运动的时候。猪的脏也是人尽皆知的，猪一辈子几乎都在一间栏里吃、住、拉、撒，满身粘着屎，给人恶心的感觉。

由于猪的上述一些特点，在人类的文化生活中，猪有着深厚的贬义色彩，更多代表的是人性深处的一些欲望。

3. 狗与猪的人生智慧

狗象征忠诚、尽职守信、舍身重义，猪象征着随遇而安、丰衣足食、善待自己。狗是对得起主人，猪是对得起自己。如果太忠诚，不懂得随和，就会受到他人的排斥；太随和，缺少忠诚，也就失去了原则。狗与猪的互补说明，做事既要对得起别人、有责任感，也要善待自己，别亏了自己。这是狗与猪这对生肖组合告诉我们的人生智慧。

第三节　中国文化及意蕴

沙子是大地最基本的组成要素。由沙子和沙框组成的沙盘,四方之间自有天地。中国文化中有"坐井观天"之说,蕴涵着沙盘乃天地之意。天地的境界:天无所不覆,地无所不载,大海无所不包容,日月光辉普照万物。

一、从东方哲学看沙盘游戏

东方哲学以中国哲学为代表,致力于研究世界的本原和古今历史演变的规律。中国古代先贤提出的天人、气、太极、阴阳、动静、有无、常变、心物、名实等重要哲学范畴,成为中国哲学发展的基础。

(一)天道

天道观,即关于世界本原的根本观点。《易经》将早期八卦观念系统化,以乾(天)、坤(地)、震(雷)、巽(风)、坎(水)、离(火)、艮(山)、兑(泽)八种基本的自然现象说明了宇宙的生成及万物间的联系和变易。了解了二十四节气的规律,也就知道了气的运行规律,这也是《易经》的基础。

沙盘游戏中,沙盘的区域变动、场景转化、沙具互换,都与学生当时当下内在的"心理图"变化紧密相连。沙盘的中间区域就是当下,就是"天",有一定的规律,即"天道",是人的自性部分。我们常说的"天人合一",就是指身处自然界的人,要与自然的天道相互融通。宇宙自然是大天地，人则是一个小天地，人和自然在本质上是相通的，因此，一切人与事均应顺乎自然规律，这样才能达到人与自然和谐统一。

《易经·系辞》中说："易有太极，是生两仪，两仪生四象，四象生八卦，八卦定吉凶，吉凶生大业。"沙盘有一个中间部分，有左、右两个区域，还有上、下、左、右四个角和四条边界，每个元素都有其独特的含义，都可预测学生的心理发展状况。这一切都昭示着东方智慧。

(二)太极

周敦颐，字茂叔，号濂溪，道州营道县（今湖南道县）人。他是中国理学的开山祖。周敦颐是把世界本原当作哲学问题进行系统讨论的第一人，他的理学思想在中国哲学史上起了承前启后的作用。

周敦颐认为："无极而太极。太极动而生阳，动极而静，静而生阴，静极复动……阳变阴合，而生水、火、木、金、土……五行，一阴阳也；阴阳，一太极也。"（图6-2 为《无极图》[①]，图6-3 为《太极图》[②]）。

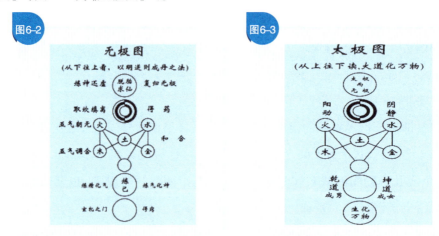

图6-2　　　　　　　图6-3

---

① 四川青城山祖师殿道观.[EB/OL].https://mp.weixin.qq.com/s/4t_XReJCL4GQrmtYcCnPGg.（有删改）
② 四川青城山祖师殿道观.[EB/OL].https://mp.weixin.qq.com/s/4t_XReJCL4GQrmtYcCnPGg.（有删改）

卡尔夫根据周敦颐的描述阐述了太极图的心理学意义。她说："（周敦颐的）太极图……第一个象征无极的圆圈，好比出生时的自我；其次是阴阳运作而产生五行的圆圈，这正蕴涵了自我的表现过程，包含了形成意识自我与人格发展的心理能量；太极图的第三个圆圈，可以比作自性化过程（individuation）的开始；而太极图的第四个圆圈，正反映了心理分析中的转化（transformation），一种生命周而复始的象征。"卡尔夫一直把太极八卦和阴阳五行作为沙盘游戏（治疗）的本质性内涵，以及方法技术的内在核心结构。

（三）《黄帝内经》

《黄帝内经》又称《内经》，是中国传统医学四大经典著作之首。相传为黄帝所作，因此得名。《内经》的基本理论包括整体观念、阴阳五行、预防养生等，它从整体观上论述了医学，呈现了自然、生物、心理、社会"整体医学模式"。

1. 整体观念

《内经》强调人体本身与自然界是一个整体，人体结构中的各个部分都是相互联系的。这种整体观念在沙盘游戏及其解盘时非常重要。沙盘游戏解盘的一条原则，就是要从整体上把握盘面特征，强调人与盘是一个整体，要把人代入盘中进行细品，这样解读才能到位，可谓"欲识庐山真面目，只要身在此山中"。

2. 阴阳五行

《内经》提出的阴阳五行，是用来说明事物之间对立统一关系的理论的。在沙盘游戏的空间架构中，左边区域位西，属金；右边区域位东，属木；中间区域属土。在实践中，我们发现，学生在做沙盘游戏时，如果在中间区域表达很苍白，其左边区域表达就会较丰富（五行中有"土生金"之说），呈现一种联动关系（即学生对现状感到不满，他就会沉浸在过去的更好的时光中）；学生如果在沙盘的右边区域表达丰富时，其左边区域表达就相对苍白（五行中有"木克金"之说），呈现一种反向制约的联动关系。同样，学生在沙盘上下区域的表达上，也会呈现一种促进与制约的关系。

3. 心灵即容器

《内经》提出心（灵）由心、神、情、思四个层次构成。

心，"生之来谓之精，两精相搏谓之神，随神往来者谓之魂，并精而出入者谓之魄，所以任物者谓之心"。可见，心是精神魂魄构成的容器。

神，"心有所忆谓之意，意之所存谓之志，因志而存变谓之思，因思而远慕谓之虑，因虑而处物谓之智"。这是精神魂魄在运用中的变化。

情，"怒则气上""恐则气下""喜则气缓"。这是真正的人体内气的变化，它涉及有形事物，也涉及人的情绪，根本上是五行时空的变化。

思，即根据生活与实践经验，遵从逻辑规律。

可见，心之容器与盘之依存，在沙盘中和谐统一。因为，沙盘本身就是一种容器。

二、从沙盘游戏看中国文化

沙盘游戏的创始人卡尔夫，自幼学习汉语，少年时期即萌发了对东方文化尤其是道家哲学的兴趣，一生致力于东西方心理学的整合。在其沙盘游戏的实践中，东方哲学发挥了重要的作用。

（一）周敦颐与《太极图说》：沙盘游戏的基础架构

在诸多的中国思想家和哲学家中，卡尔夫对周敦颐情有独钟。她在自己的代表作《沙盘游戏：治愈心灵的途径》一书中，把周敦颐的《太极图说》及其哲学思想作为沙盘游戏的重要理论基础。周敦颐的太极哲学、《易经》的心理学思想、《黄帝内经》的阴阳五行理论等，都被卡尔夫有效地融入了沙盘游戏的体系之中。

"我在研究中国思想的时候，遇到了（周敦颐的）《太极图说》。在我看来，这与沙盘游戏的思想是相互应和的。"卡尔夫曾十分自信地说，"《太极图说》的这些意象告诉我们，在悠久的文化传统中，我们可以从个体的发展模式中看到生命的物质与心理律动。因而我认为,对儿童和成人的心理治疗都应该很好地参考这一观点。"

卡尔夫把周敦颐的《太极图说》作为沙盘游戏的重要理论基础,她所创的沙盘游戏包含浓浓的中国文化味道。

(二)道家思想:沙盘游戏"不干预"的依据

以老子、庄子为主要代表人物的道家,是中国春秋战国时期诸子百家中最重要的思想学派之一。

道家思想的核心内容之一就是"为无为,则无不治"。达到无为而治,并非真的什么也不做,而是建立在另外一个大家的核心思想上——"道法自然"。"法自然者,在方而法方,在圆而法圆。"自然,就是自然而然,就是按照事物的本来规律去做。自然,顺其自然,是自然界的最高境界。

在沙盘游戏之中,心理教师是静默的陪护者。表面上看来心理教师似乎是无所作为的,实际上,心理教师所创设的沙盘游戏室的氛围、心理教师的陪护与守候、心理教师与学生建立起来的和谐的师生关系,以及学生在此情此景中所感受到的、从未有过的内心触动与感觉,学生自信与尊严的唤醒等,都与心理教师息息相关。有时,外在的技术不是最重要的,内在的关注、支持和保护才是最有价值的。正是心理教师的"不干预",导致了学生积极的自我干预,使学生朝着好的方向发展,这就是沙盘游戏的精妙所在。

(三)禅学思想:沙盘游戏"自我疗愈"的机理

禅学思想是中国文化影响世界最为深刻的思想体系之一。

禅宗六祖慧能,他所提及的禅学思想的核心是"顿悟自性,见性成佛"。他在大梵寺第一次升坛讲法时,就明确地向大众宣示:"菩提自性,本来清净,但用此心,直了成佛。"这是佛教追求的最高境界。

六祖慧能强调自性的作用,认为人可以通过自性实现自渡,也就是通过自己的力量消除自己的烦恼。而佛法中的自性，表示与生俱来的心理本质、生活或生命的心理意义和内涵。

沙盘游戏的很多思想和禅学思想有相似之处。学校沙盘游戏强调学生的力量，认为学生可以依靠自己的力量来解决自己的心理问题。心理教师要做的就是为学生创建一个安全、自由、受保护的环境，让学生的无意识自由流露，解除对自性的束缚，激发自性与自我治愈的力量，然后，心理问题便会随之解决。

三、中国文化：智慧与意蕴

当代最伟大的历史学家，英国的阿诺德·汤因比（Arnold Toynbee）在他的巨著《历史研究》中提出五千年中国文明史，中国人完整地守护了一个超级文明。从文化层面看，中国文化将担当起在后西方时代提升人类文明的伟大责任。中国文化，是以华夏文明为基础，充分整合中国各地域和各民族文化要素而形成的文化。

（一）历史观照：中国是世界上独一无二的国家

1. "China"的历史真面貌

我们知道，"china"这个英文单词的一个意思是"瓷器"。其实，"china"这个词，由"chin"与"a"构成。"chin"本来的含义是"秦"。秦始皇完成统一后，继续扩大战果：北击匈奴，南平百越。到了100多年后的汉朝，匈奴人被汉武帝赶到了西方。匈奴西迁后，告诉那些西边国家，东边那个叫"chin"（秦）的国家很厉害，不要去招惹。

从历史上看，欧洲的母语是拉丁语。拉丁语在表示国家、区域或地方时，喜欢加上一个后缀"a"或"e"，"chin"加上"a"，就成了"china（China）"。所以，不是因为"瓷器"而有了中国，而是因为"秦"，才有了"中国"这个词的词根。

从逻辑上说，是先有秦，才有瓷器。瓷器到了十七世纪才远销海外，名声远播。所以，当时误认为"china"就是瓷器，只是一个巧合而已。

2. 没有一个国家能与中国相比

中国作为四大文明古国之一，是唯一一个文明傲立世界五千载从没中断的国家。五千年前，中国人和古埃及人一起面对洪水；四千年前，中国人和古巴比伦人一起玩着青铜器；三千年前，中国人和古希腊人一起思考哲学；两千年前，中国人和古罗马人一起四处征战；一千年前，中国人和阿拉伯人一起变得富有。现在，中国人与世界人民携手前行。我们会发现：五千年来中国人一直在世界这个舞台上，对手却换了一轮又一轮。

中华民族的优秀程度，是任何一个民族都无法比拟的。

3. 神话传说中的民族抗争智慧

美国哈佛大学教授大卫·查普曼（David Chapman），曾经从不同的角度解读中国的神话故事。

（1）关于火

西方是赐予，东方是钻木。

在西方神话里，火是上帝赐予的；在希腊神话里，火是普罗米修斯偷来的。而在中国神话里，火是中国古代先人历经艰辛，坚韧不拔，通过钻木摩擦，最后取得的。

（2）关于水

西方是逃避，东方是治水。

在西方神话里，面对末日洪水，人们束手无策，纷纷躲进挪亚方舟。在中国神话里，中国古代先人团结一致，积极面对，最后终于战胜了洪水。

（3）关于路

西方是搬家，东方是移山。

假如有一座山挡在你家门前，你是选择搬家还是挖隧道？很多人会选搬家，然而在中国神话里，中国先人选择了移山。

（4）关于太阳

西方是服从，东方是射摘。

在西方神话里，在部落时代，太阳神有着绝对的权威，没有谁敢去冒犯它。而在中国神话里，就有人敢挑战太阳神：有一个人因为太阳太热，就去追太阳，想要把太阳摘下来，还有个年轻的大英雄叫后羿，把太阳射下来了。

（5）关于死

西方是上天，东方是填海。

在西方神话里，人死后，其灵魂会被阿努比斯带走。在中国神话中，相传炎帝神农氏的小女儿被大海淹死了，她化作一只神鸟（取名精卫）复活，想要把海填平，因而终身填海，矢志不渝。

查普曼解读中国神话的角度颇有新意。中国神话中的主角遇到困境或灾难，大都选择抗争。中国人听着这样的神话故事长大，勇于抗争的精神已经成为民族精神。

从某种角度说，卡尔夫既不用正方形也不用圆形作为沙盘的基础框架，就是因为这些形状没有"抗争"的特性，而有"抗争"性质的长方形，更有利于学生内在潜质的释放。

（二）东方神韵：镶嵌在筷子中的印记

中国文化源远流长，许多事物都透露着东方文化。有道是"民以食为天"，我们就从筷子入手，来谈谈东方远古的神韵。

1. 筷子的历史

筷子有着三千年的文献史，更有着五千年的文化烙印。筷子在古代被称为"箸"，其起源可追溯到公元前11世纪，也就是殷商时期。《礼记》《荀子》《史记》中都提到了箸。筷子是中华饮食文化的标志之一。

由于"筷"与"快"同音，因而具有诸多美好的寓意，比如"筷子筷子，快快生子"等。

2. 筷子的形状

筷子的形状，和古人对天地的认知有关。筷子都是直而长的，一头圆，一头方。圆象征天，方象征地，表示"天圆地方"。圆形为乾卦，方形属坤卦，两者加起来即为乾坤。乾卦象征着天，象征着第一；坤卦有柄象，柄，把手的意思。

两根筷子,二数先天卦为兑。兑,为口,为吃。筷形直长,为巽卦。巽,为木、为入。组合在一起,就是用筷子吃东西。入口的是什么?是筷头。筷头圆,为乾卦,乾为天。这样吃的岂不是"天"?常言道"民以食为天",言由此出。这体现了中国古人的智慧及哲学思想。

3. 筷子的长度

筷子的长度是有标准的,那就是"七寸六分"。七寸六分代表着人有七情六欲,正所谓"食色性也"。人有情感和欲望,但是要学会节制,包括吃饭的时候。

4. 筷子与太极阴阳

筷子的量词为"一双",单为阴,双为阳,使用筷子就是阴阳结合,寓意完美。中国人用"一双"而不用"二根"来定义筷子,源于太极阴阳理论,即太极是一,阴阳是二;一就是二,二就是一;一中含二,合二为一。

掌握筷子的五根手指,代表金、木、水、火、土五行;手在筷子中间,代表天、地、人三和之气,三才之象。

一双筷子组合成一个太极。用餐时,与食指相触的那根筷子,承担着主动的角色,即为阳;另一根与中指相触,显得从动,即为阴。在上的那根为阳,在下的那根为阴,这就是两仪之象。阴阳互动,可得用矣;阴阳分离,此太极不存,这就是对立统一。两根筷子可以互换,主动的不会永远主动,从动的也不会永远从动,此为阴阳可变。这是中国古人的哲学。

筷子随处可见,这就是"简易";筷子亦多样,有木也有竹,有金又有银,这就是"变易";尽管筷子多变化,但筷子直而长、两根为一双的情况始终未变,这就是事物本质属性的"不易"。简易、变易、不易,这就是《易经》的三易之理。

《易经》与筷子,是最简单物品与最复杂学识的有趣组合。

5. 使用筷子的智慧

筷子是成对使用的。筷子在使用时不是两根同时动,而是一根主动,一根从动;一根在上,一根在下。拇指、食指在上,无名指、小指在下,中指在中间,这其中有讲究:

拇指、食指在上，象征着天道。食指，曲伸开合数它最巧，把握方向数它最妙，象征着掌控大局，发号施令，但它必须由拇指监管，方可成事。而拇指象征着规律、象征着民心……

无名指、小指在下，象征着地道。力道较弱，其位又在下，象征着广大民众须相互依倚，互敬互爱，彼此扶持，否则孤木难支，难以成事。

五指以中指最长，其在中位，象征着人为主体，为万物之灵长。然居两筷之间，其位尴尬，象征着中层，又象征着人在中年。

此外，使用筷子也有技巧：力气太大了打不开，力气太小了又夹不住菜，表示人在天地之间，应该懂分寸、知礼节，更应该知道天高地厚。

6. 筷子与外交

筷子，不仅中国人使用，外国人也使用。1972年2月21日，美国总统尼克松访华。在当天晚上的招待宴会上，周恩来总理本想教尼克松怎样使用筷子，不料尼克松拿起筷子很熟练地使用起来，在场的人都很吃惊。后来周总理得知，原来尼克松总统在访华前夕，曾专门学习如何使用筷子。尼克松知道，中国人讲的是入乡随俗，按人家的规矩来，是对人家的尊重。因此出访前他在白宫苦练"筷子功"。筷子被赋予了强烈的寓意，它代表中美关系的解冻，中美交往的大门打开了，意味着东西方握手跨过了二十年敌意，象征中美建交的桥梁，有着重大的历史纪念意义。

当然，也有反面的例子。意大利奢侈品牌D&G（杜嘉班纳）始创于1985年，2005年进入中国市场。2018年11月，D&G为了开拓中国市场，在上海大秀之前，发布了"起筷吃饭"的宣传片。宣传片中，一位浓妆艳抹的女模特，用夸张的表情展示如何用筷子吃比萨等食物，以此展示中国与意大利文化的碰撞融合。这宣传片被认为有歧视和丑化中国文化的嫌疑。事发后，该品牌联合创始人兼设计师斯蒂芬诺·嘉班纳（Stefano Gabbana）的辱华言论引起了轩然大波。D&G的上海大秀遭到国内明星的集体抵制，被迫取消。D&G和斯蒂芬诺·嘉班纳付出了惨痛代价。很明显，年轻的D&G不懂筷子的价值。

（三）中国文化：龙图腾中的文化意蕴

1.图腾与图腾文化

什么是图腾？图腾一词源于印第安语"totem"，意思为"它的亲属"。我国学者严复在1903年翻译英国学者爱德华·甄克斯（Edward Jenks）的著作《社会通诠》（*A History of Politics*）时，第一次将英文"totem"翻译成图腾。从此，图腾便正式以古老的文化现象的身份出现在中国人面前。

在远古社会，图腾实际上就是一面旗帜，但是这面旗帜上有个标志性的东西，那就是作为部落标志的某种动物。图腾最先体现在氏族徽号或标志的设计中，被视为人类亲属、祖先、保护神的标志和象征，因此图腾是动物和氏族祖先崇拜结合的产物。从某种角度来说，图腾是被人格化的崇拜对象。在沙盘游戏中，学生的许多意象也是某种无意识的崇拜对象。

图腾文化，就是由图腾崇拜衍生出的一种文化现象。它激发了先人的想象力和创造力，并与佛、道相关联，显示出神秘美，从而传承至今。由图腾文化滋生出的图腾名称、图腾标志、图腾禁忌、图腾神话、图腾艺术等，构成了独具一格、绚丽多彩的图腾文化群。

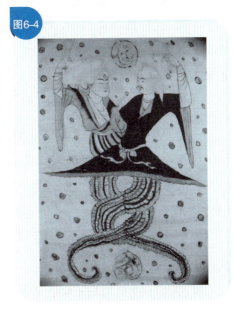
图6-4

2.龙图腾

龙图腾是由许多不同动物的图腾糅合成的综合体。龙图腾的姿态展示了中国文化的魅力，是华夏民族特有的、最终的图腾崇拜的产物。

以龙为图腾可以追溯到中国最古老的神话传说中。人类的始祖伏羲氏、女娲氏是人面蛇身，他们两神交合便产生了人。在新疆出土的墓室绘画中就有人面蛇身的伏羲和女娲交合的图画（图6-4）。随着迁徙和部族间的大交融，伏羲氏逐渐将征服和结盟的各部落图腾融入蛇图腾之中，从而形成了以蛇身为基础，由牛耳马齿、鹿角虾须、鱼鳞蛇身、狮鼻虎爪等多图腾组合的龙图腾。由生物性的蛇，复合成为虚拟生物的龙，终成龙图腾。

在中华民族的文化中，龙有着不可替代的牢固地位并代代相传。闻一多说："龙是中华民族发祥和文化肇始的象征。"在中国历史上，龙则是吉祥如意的化身，是华夏民族的标志。中国的龙，具有图腾的基本特征，是华夏崇奉的图腾神，也是中华民族精神的精髓所在。对龙的崇拜，是中国历史上绵延了数千年的特殊现象。

随着时代的变迁，从商代极富宗教气息的龙，到周朝趋向艺术风格的龙，到春秋阴阳相合的龙，到秦汉时期日趋定形的龙，再到隋唐、南北朝出现龙首鱼身的龙，龙的形象在宋代日趋完善。宋以后，龙的形象更趋艺术上的完善。龙的形象在元代逐渐规范，到明清时期，朝廷强制垄断龙的形象。从龙图腾的演变可见，龙形象上的变化正是皇权强化的结果，龙逐渐成了皇权的工具和象征。龙图腾的演化过程，伴随着华夏文明的演进过程。

3. 文化视野中的龙图腾

图腾文化，本质上是远古社会的氏族文化。一方面，社会文化的变迁决定了图腾文化的变化；另一方面，图腾文化反映出了民族意识形态的深刻变迁。从文化视野去审视龙，可以把龙分为以下三个层次。

（1）龙的原型

龙的原型是什么？这是很多人感兴趣的问题，主要有如下几种说法。

说法一，龙为神异动物，为四灵之一。《礼记·礼运》："麟、凤、龟、龙，谓之四灵。"

说法二，龙是善于变化的动物，为鳞虫之长。《说文解字》："龙，鳞虫之长，能幽能明，能细能巨，能短能长。春分而登天，秋分而潜渊。"

说法三，龙为五方帝的神兽之一。《淮南子·天文训》："其神为岁星，其兽苍龙，其音角，其日甲乙。"

说法四，龙是掌管雨水的动物神。朱天顺说："龙是掌管雨水的动物神。"《山海经》

提到的应龙和烛龙,也都具有执风雨的神性。

由于龙的形象包含着多种动物元素,所以就产生了多种关于龙的原型的说法,其中最有影响的是闻一多先生提出的"蛇为龙"的原型说。他认为,龙的主干部分和基本形态是蛇。因此,从原型上说,早期中国龙是以动物为想象蓝本的,形象上接近蛇。

到了宋朝,龙出现了九似之说,即角似鹿、头似牛、眼似虾、嘴似驴、腹似蛇、鳞似鱼、足似凤、须似人、耳似象。传说中,龙有上天入水、变化无常的特性,有主宰雨水、行云播雨的神性。在中国人的心目中,龙具有非凡的能力。

从宗教信仰的角度看,龙是由图腾而演化的神,是华夏先民创造的神物。

(2)龙的本质

中国原龙,是九种动物的组合体。它表现出以下本质特征。

特征一,源于图腾,超越图腾。中国的龙,经历岁月沧桑,目前依然保持强大生机,承载着国家统一、民族复兴的重任。龙图腾代表着中华民族团结在一起。

特征二,不是实物崇拜,而是文化创造。中国的龙,并不是自然界中的现有实物,而是基于民族文化观念的文化创造和文化标识。

所以,从本质上说,龙是一种有神性的动物,是"九似之兽"。龙图腾的形成告诉我们,龙,在本质上象征着一种精神。在中华民族发展史上,龙是华夏民族的图腾,是一座高耸的民族标杆。于是,中华民族就成了龙的传人,龙就是中华民族的象征。

(3)龙的文化含义

在中国文化的发展过程中,人们对龙的认知主要经历了两个阶段:一是图腾的阶段,二是神的阶段。

龙是中国文化的象征,代表着中华民族文化的复杂性和包容性,具体来说有以下几个特点。

第一,龙的观念。中国龙的形象蕴涵着中国人最为重视的四大观念,即天人合一的宇宙观、仁者爱人的主体观、阴阳交合的发展观和兼容并包的多元文化观。

第二,龙的理念。中国龙的观念包含着中国人为人处事的四大价值理念,即追求天人关系的和谐、追求人际关系的和谐、追求阴阳矛盾关系的和谐和追求多元文化关系的和谐。

第三，龙的精神。一个民族的文化是这个民族精神的载体。从多姿多彩的龙文化中，也可看出古代中国人的四大人文精神，即虽苦不竭的创新精神、兼容并蓄的包容精神、自强不息的进取精神和别具一格的独立精神。

华夏文明形成之后，每一个部落、氏族的成员便被称为龙的传人。因此，学界认为，龙本身就是中华民族团结一体的代表，是中华民族几千年来形成的美好期望。

从龙图腾所代表的特定含义来看，它一方面代表了封建王朝，另一方面代表天，都是权威的象征。几千年来，龙成了中国奴隶、封建社会最高统治者的"独家专利"，是皇权的代名词。皇帝自比为"真龙天子"，用的东西也与龙有关，如龙袍、龙椅，皇帝不舒服叫"龙体欠安"，皇帝生气了叫"龙颜大怒"。总之，凡是与皇帝生活起居相关的事物均冠以"龙"字，以示高高在上的特权。

此外，从龙自身形象看，龙确实能映射出一种权威：突起的前额表示聪明智慧，鹿角表示社稷和长寿，象耳寓意名列魁首，虎眼表现威严，魔爪表现勇猛，剑眉象征英武，狮鼻象征宝贵，鱼尾象征灵活，马齿象征勤劳和善良等。天安门前石华表的云龙、故宫龙床、山东曲阜孔子庙的盘云龙石柱等都是历史上皇权的标记。

龙，既是中华民族传承的标志，又是封建帝王的象征。龙作为中华民族精神象征的产物，经过几千年的演变和发展，成了中华民族公认的文化标志，这才是它在中国文化发展中的象征含义。

综上所述，在沙盘游戏中，龙是一种至高无上的权威原型。

第七章　莫道今年春来早
——沙盘游戏在学校教育中的应用

在学校心理健康教育中,沙盘游戏作为一种心理咨询(辅导)方式,更容易被学生接受。沙盘游戏可以帮助学生提高人际交往技巧、提高自信心、完善自我人格、有效宣泄消极情绪、释放压力等。沙盘游戏还可以帮助学生更好地理解自己存在的问题,修复深层创伤。学校也可运用沙盘游戏对有心理危机的学生进行积极的干预和适度的治疗。

第一节　沙盘游戏在促进学生自我适应中的应用

中小学生的自我适应问题，主要表现为对自我认知不清晰，在环境、关系、学习和生活四方面出现不适应行为，导致他们对学习与生活感到茫然、失望，抵触情绪与心理失落感比较强烈，进而影响他们各方面的发展。

一、在学生环境适应中的应用

所谓环境适应，是指对新的人居环境的适应能力，包括对自然环境的适应、对人文环境的适应、对学习环境的适应，以及对生活环境的适应等。

对中小学生来说，无论是小学、初中还是高中（甚至大学），初入学时都会面临适应新环境的问题。新的校区、新的同学、新的老师，学生会有一种陌生感，进而产生焦虑感，甚至还会产生躯体不适感，这容易影响学生的身体健康，严重的话还会影响他们的学习和生活。

新生入学时，首先面临的就是生活环境的变化和心理的适应问题。一些适应能力差的新生在遇到这些问题时，常常感到束手无策、无能为力，有的还会出现烦躁、痛苦、紧张、不安等焦虑情绪。很多新生一时难以调整心态，对很多事情感到无所适从，产生了失眠、注意力不集中等神经衰弱现象。所以，对新生来说（包括转学到新学校的学生），适应环境成为当务之急。要尽快熟悉校园的地形和各种功能区，寄宿生还要熟悉寝室等生活区。

张同学，女，高一学生。据她自诉，她从农村初中考入县城高中后，常为尽快适应校园环境而苦恼。白天行走在相距较远的教室、食堂、寝室之间，很费时间；不同的课还要去不同的教室，偶尔会走错地方；晚上经常被汽车噪音吵醒，休息不好。这些不仅影响学习，也使她变得很焦虑。她非常想念以前农村初中那种恬静、自然的学习环境。图 7-1 是张同学的沙画。

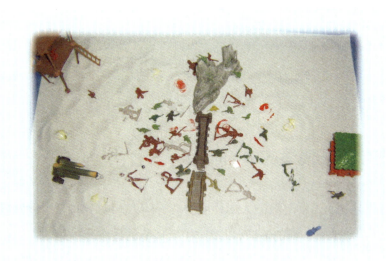

张同学的沙画说明她内心很焦虑：与她直接有关的校园建筑，一东一西相距遥远，且建筑上有大山压顶，沙画中间部分的小人物杂乱，这显示了张同学内心的一种无序状态；适应通道（中间两座桥）遇阻（大山拦路），说明张同学有着巨大的压力；两座桥下均无水，这是焦虑的无意识投射。整个沙画中没有水与绿色植物，缺乏生气和活力，有一种死气沉沉的感觉。

二、在学生关系适应中的应用

所谓关系适应，就是合理对待与自己在校学习和生活有关的人员，诸如老师（含辅导员、生活老师等），同学，图书室管理员等，其中主要是老师和同学。

对中小学生来说，进入新的学校后，他们必须面对新的同学关系、师生关系，还有复杂的宿舍关系。所以，他们要尽快熟悉班主任，适应各任课老师的教学特点和风格；熟悉同学（同桌、同组、同班等）；熟悉同寝室的同学等，尽快找到合适的伙伴。但是，有一些刚入学（或转学）的新生，在一个新的关系群体中，由于初来乍到，对新同学和老师缺乏了解，无法建立起良好的人际关系，从而产生焦虑情绪甚至抑郁，影响生活，影响学习。

闻同学，女，初二学生。据她自诉，自升入初中后，她没有一天是真正开心的。在小学她虽是班干部，但由于性格内向，平时不太与人来往，一心扑在读书上，因而学习成绩优秀。她还拉得一手好琴，多次参加比赛，得过许多奖。到初中后，同学们都自顾自读书，老师似乎也"变了"许多，不像小学老师那样常表扬她，也不像小学老师那样很欣赏她。有一次她作业迟交了，被老师批评了，这在整个小学期间是从来没有发生过的。她对老师有了看法，慢慢地，她怕见到老师，学习成绩逐渐下滑……图 7-2 是闻同学的沙画。

沙画就像一面镜子，可以反映出个体的各种特质。在沙盘游戏中，个体更容易表达自身的感受。闻同学说，沙画中的猩猩就是她自己。她内心深处感觉人际交往是一场火药味很浓的对峙，无意识地把自己和老师都当作随时要发狂的猛兽，时刻准备回怼来自老师的"攻击"，而且自感今后前途多舛……

中小学生在成长过程中应清楚地认识和把握自己，学会处理人际关系，学会做人，这将为他们今后进入社会打下良好的基础。

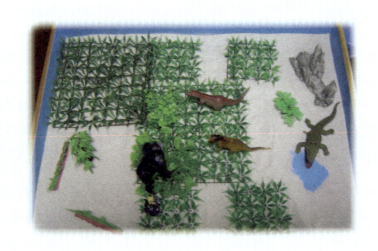

图7-2

三、在学生学习适应中的应用

所谓学习适应,是指新生比较顺利地度过开学阶段的学习生活,以期取得较好学习效果的能力。它包括学习目标与计划、学习情感与态度、学习方法与能力、身心健康等。其中,学习目标与计划、学习方法与能力是关键。

进入新学期后,中小学生应尽快了解即将面临的学习生活,本学期的主要任务、各学科特点等。老师要督促学生合理安排作息时间,从入学开始就养成良好的学习习惯。如果学生对学习不适应,学习跟不上,学生的学习积极性就会受到影响,学习效率也会降低,甚至会产生厌学、逃课等现象。因此,老师要及时注意学生的学习适应问题,并给予适当的学习指导。

李同学,女,高一学生。她通过中考进入当地一所重点高中后,她的父母亲都感到很欣慰。新学期开学后,由于初高中教材差异,以及老师教学进度的加快,她学得有些吃力。她发现,她的同桌(男生)虽学习成绩优异,但是自己有时候向他请教几个学习问题,他都不肯说。老师办公室在行政楼5楼,她平时根本没时间去问老师。晚上夜自习,她真的很想弄懂问题,但是没人帮她,老师也不在。她感觉自己被排除在班级以外了。老师讲得太快,自己又听不懂,她真的担心成绩会垫底。她想念以前初中的闺密们。现在的她就像一棵小草,根底浅,随风飘,无人问津。在这种重点高中,谁会喜欢成绩差的人?她感到心痛、疲倦。她疑惑为什么自己如此憧憬的高中生活会是这样。她的沙画如下图(图7-3)。

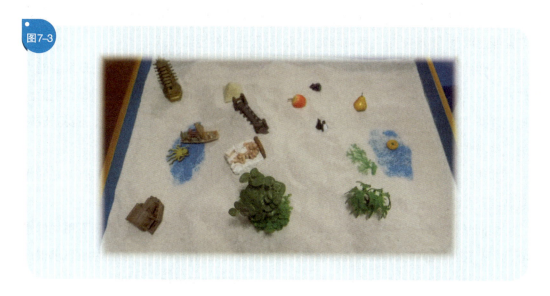

图7-3

李同学的沙画中,第一个沙具是最下面的那棵树,那棵树对她来说很重要。这棵树表面上看起来枝繁叶茂,但是只有这一棵树,而且根基很浅。李同学说,她进入高中后,离开了原来的同学,对新同学又了解不多,她感觉孤独寂寞,所以她的心理有了较大的变化。她还说,沙画里的果实是曾经的果实(即使不那么多)。心理教师问她曾经的果实是靠什么获得的,她说是靠自己过去的努力获得的:"初中时我的努力是谁也比不上的,我很自信,我一定能行。"心理教师问:"你过去的自信从何而来?"她说:"靠努力的行动。过去的曲折不多,走一步是一步。现在的感觉是走一步一个坑。"这反映了李同学对未来学习生活的担忧,她感到很无助。

李同学说自己就像一个病人,得了孤独寂寞的病,而且自己在曲折的学习之路上迷失了。沙画中的船要去的终点就是自己的家。从沙画可见，李同学有明显的退行性倾向。

四、在学生生活适应中的应用

所谓生活适应，是指学生自己安排日常生活、自理生活细节的能力。学生要合理安排作息时间，不断提高生活自理能力，尽快适应新的生活方式。

现在的大多数学生在家中过惯了被人安排、受人照顾的舒适生活，独自生活能力较差。对走读生来说，具体生活基本在家，在校生活比较简单；对住宿生来说，生活就比较复杂了，他们要养成好的生活习惯，要学会整理床铺，经常收拾房间，还要养成好的卫生习惯，学会自己洗衣服等。

养成良好的生活习惯，学会打理日常生活；合理地安排作息时间，形成良好的作息制度：这是每个学生在学校期间要学会的。

朱同学，女，小学五年级学生。她平时学习很自觉，成绩挺好的，从来不用父母操心，也从不给老师和家长添麻烦，是老师和家长心目中的乖孩子。家长对她要求很严格。半个月前，因某些原因，她对妈妈撒了一次谎而被妈妈和老师批评了。她内心的压抑瞬间被放大，产生了厌学情绪，不能专心上课。她最近一次考试的成绩明显下降，家长为此非常着急，带她到学校心理辅导室进行心理辅导。图7-4是朱同学的沙画。

朱同学把沙盘分成三部分：最左边角落的那套沙发、钢琴等家具，象征着她对家庭的概念 —— 空荡荡的，除了小狗，家里没有任何人，暗示父母无法给她带来温暖的感觉。中间用篱笆围起来的部分象征着学校的生活 —— 学校很热闹，但她只是旁观者（她选了一个很小的人偶代表自己），说明她内心的自我形象是渺小且不自信的，她的心理能量较弱。她把自己放在了沙盘的中间，表明她希望自己能受到老师和朋辈群体的重视。但是她只是一个旁观者，只能看别人在欢乐地学习，这也象征着她的孤独和不自信。河流以及右边连排的房子是她对小区的感觉，家家都是门户紧闭的，有的还有小狗把门，这象征着她在居住的小区中也没有什么朋友，感到很孤独。

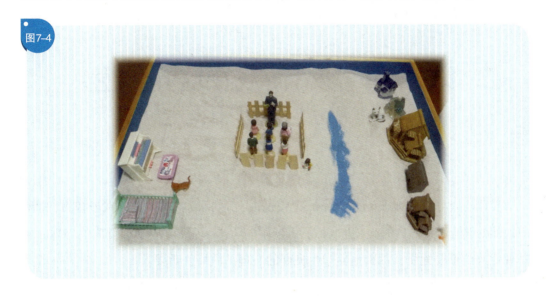

图7-4

可以看出，朱同学的初始沙盘表现出了她内心的孤独和自卑。她把沙盘有序地分成三个部分，而且沙具都摆放得井井有条，可以推测父母对她的教育很严格，同时她也很顺从父母的教养方式。沙盘里的河流缺乏流动性，象征着她的心理能量的固结，也许即将进入青春期的她对学校的适应不良正是她对父母、老师要求过于严格的无声的反抗。

第二节 沙盘游戏在培养学生心理品质中的应用

美国心理学家特尔曼（L.M.Terman）曾经说："取得成就的因素不在于智力、学历等，而在于是否具备自信心、进取心、意志力等健康心理品质。"积极健康的心理品质是现代人的重要素质，因此，培养学生良好的心理品质格外重要。

一、在培养学生自尊自信品质中的应用

自尊（又称"自尊心"），是个人基于自我评价产生和形成的一种自重、自爱、自我尊重，并要求受到他人、集体和社会尊重的情感体验。自信（又称"自信心"），是指个体对自身成功应付特定情境的能力的估价。自尊与自信是一个人心理健康的重要方面，是人格自我调节结构的心理成分。

目前，由于学业等各种压力，一些学生的自尊自信状况不佳，自尊心得不到满足，自信心不断受到打击，出现自卑等问题。这大大影响了学生在学校各方面的发展。因此，培养学生自尊自信的品质，非常重要。

王同学，女，初二学生。她学习非常踏实，也很刻苦，老师布置的家庭作业她都完成得特别好。她为人文文静静，很讨人喜欢。但是，老师发现，每次进教室后，她都低着头，课间她也很少和同学说笑。每次课堂提问，她回答问题的声音特别小，且不敢正视老师。对于她的这些表现，老师很困惑。后来通过和她聊天以及一些别的途经，

老师才了解到她家庭的一些情况：小学六年级时，她的母亲出国了，由此父母离异，她和父亲生活。原本幸福的家变得冷清，她逐渐产生了自卑感。她的初始沙画如图7-5。

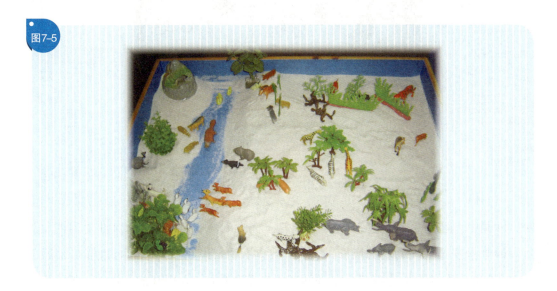

图7-5

可以看出，王同学下意识地沉浸在她小时候那种温馨的情境中，外界的美好无法治愈她内心的无助感与失落感。尽管现在父亲待她很好，但家庭变故还是深深地伤害了她。沙画中随处可见各种朝向不同或倒地的动物，这显示了她内心的矛盾及自信的缺失。

刚巧，王同学所在的学校正在做中学生积极心理品质培养的科研课题，班主任与心理教师合作，开始培养王同学自尊自信的品质。老师鼓励她积极参加同学们的集体活动；让她担任班级小组长，配合老师工作；利用她学习成绩好的特点，请她负责帮助同桌的学习；发挥她绘画好的特长，由她承担黑板报的任务等。两个月后，我们发现，王同学和同学们的交往逐渐多了起来，会主动找同学聊天了，也会参加同学们的集体活动了。后来她考入一所市级重点高中，还被评为三好学生。以下是王同学当时（两个月后，第六次沙盘游戏）的沙画（图7-6）。

图7-6

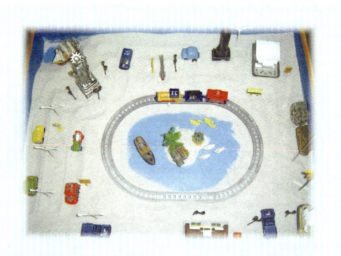

沙画中,正中间那种曼陀罗原型,就是王同学的真实自我,她的自性得到较大发展。沙画呈现出生气勃勃的场面,体现了治愈主题。说明王同学的心理能量增添了许多,个体内在动力也增强了。王同学变得自尊和自信,人也开朗了许多,那种久违的积极的精神面貌重新回到了她的身上。

二、在培养学生乐观豁达品质中的应用

乐观,就是一个人在任何情况下都能保持良好情绪状态的心态,这是一种积极的性格因素,一种良好的生活态度。豁达,则指一个人心胸开阔,大度宽容,这是一种博大的胸怀,一种洒脱的态度。

现在的中小学生,大多是独生子女。受生活环境及生活方式的影响,一些学生容易产生消极悲观、自私小气、只考虑自己不顾他人等问题,亲社会行为欠缺。这些问题会影响学生的三观,影响他们的行为方式。因此,培养学生乐观豁达的良好品质,让学生以乐观豁达的心态面对人生,就显得非常必要。

杨同学,女,初三学生。自从进入初三,她的情绪一直很低落,高兴不起来,忧伤、悲

观,与同学的关系也不好。上课时她怕被老师提问,为此甚至逃离课堂。据了解,杨同学初一初二学习成绩在班里居中上水平,各科发展均衡。初三重新选举班干部时,她意外地当上了副班长。这是她万万没有想到的。她觉得自己还不够资格,而平时比她优秀的同学落选了,别人都认为是老师偏爱她。她心理压力大,怕被别人嘲笑。她曾向老师要求不做副班长,但未能如愿。她晚上辗转反侧,难以入睡;白天昏昏沉沉,难以集中精神听课。她常因担心成绩下降而"开夜车"或早起学习,结果造成恶性循环,上课更加难以集中精神,多次被老师提问而不能顺利回答。她认为班干部应该懂更多东西,因此压力更大,情绪更加低落,人变得很消沉。以下是杨同学的初始沙画(图7-7)。

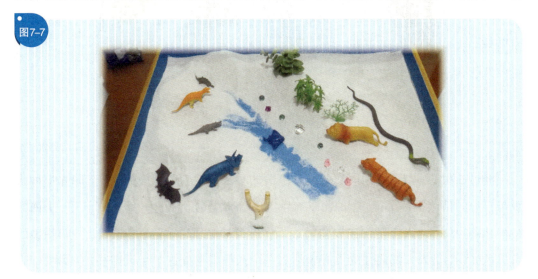

图7-7

在沙画中,杨同学表现出来的是攻击性,这是因为她的处境有点难、她的想法不能实现,她闷闷不乐,悲观无助,情绪无法释放。心理教师对她施测SAS和SDS,总粗分分别为48和51,可见她悲观抑郁,伴有明显焦虑。心理教师决定对她进行心理援助。

首先,心理教师与杨同学一起讨论并确定辅导目标。近期目标是让自己开心一些,不要总被忧郁焦虑情绪缠绕;减少紧张状态;改变睡眠状态。长远目标是通过心理辅导,掌握自我调整的方法,在日常生活中开心快乐。

确定辅导目标后,心理教师又与杨同学一起制订辅导方案。预计辅导5次,分三个阶段：第一阶段为心理诊断阶段（1次）；第二阶段为心理帮助阶段（3次，每星期1次）；第三阶段为结束巩固阶段（1次）。对杨同学的心理辅导，从认知改变、情绪调节、行为矫正等方面依次展开，每次心理辅导后心理教师还会布置相应的家庭练习作业。下图是杨同学经过5次心理辅导后的沙画（图7-8）。

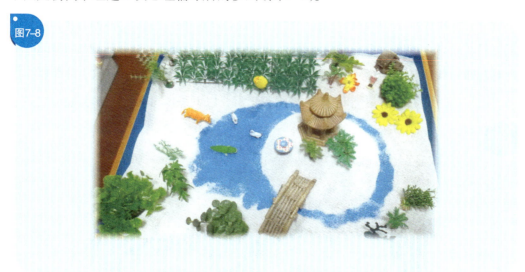

图7-8

经过5次心理辅导，杨同学对许多事情的看法都发生了积极的改变，原先那种悲观与自卑的情绪缓解了很多，她比以前乐观了，心情轻松了许多，睡眠好转了，上课的精神状态也好了，人也仿佛比以前豁达了。她的沙画显得幽静、和谐，是一幅恬美的自然风光画，是人人都向往的美好生活。一个人如果身处这个令人向往的环境中，必定会一改消极颓废的精神状态，有爽气、豁达的感觉。心理教师再次用SAS和SDS进行后测，原始分为28和30，较之前有大幅下降。可见，对杨同学的心理辅导是有效的。

三、在培养学生坚强抗挫品质中的应用

坚强，就是坚毅、顽强，能承担压力、不轻易认输。抗挫，也叫耐挫力（或压弹力、复原力等），是指人们对挫折的容忍力和超越力。在人生的道路上，挫折与失败对任何

人来说都是不可避免的。面对挫折和失败,不同的选择会对今后的人生道路产生不同的影响。对于勇者,挫折与失败是其前进的动力,成功的垫脚石;而对于弱者,挫折与失败则是拦在他们面前的大山,是过不去的坎。

对学生进行挫折教育,培养他们勇敢坚强的心理品质和抗挫能力,提高他们在逆境中处理问题的能力,是现代社会发展对中小学生提出的要求。可以利用沙盘游戏在这个方面进行尝试。

周同学,男,初二学生。初一期间担任小组长,被评为三好学生。在初二班干部竞选中落选。"输得太惨了,班上竟然有许多人反对我当班干部。"他认为:首先,竞选不公平,自己班干部的经历与业绩宣传得不够,大家对自己不太了解;其次,班上一名同学曾与自己有小矛盾,这可能与自己失利有关;再次,老师有偏袒行为。落选后,周同学感觉自己比人家矮一截,由此产生失望、沮丧、烦躁等不良情绪,有很强的失落感,这妨碍了他正常的学习和生活。这是周同学的沙画(图7-9)。

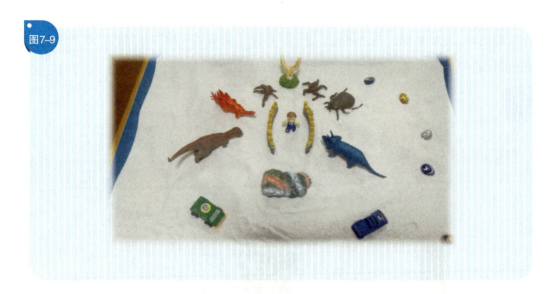

图7-9

当代学生是在温室中成长起来的,缺少磨炼。因此,他们更容易在学习、生活中遭受挫折。他们遇到挫折常常不知所措,或深受打击。他们受挫后常常表现出情绪烦躁,出现攻击性行为或退行性行为等。周同学因为竞选受挫,各方面都受到影响,身心也受到一定的伤害。他感觉十分无助,极度缺乏安全感,行为也发生退行性变化。因此,对周同学开展心理辅导,通过沙盘游戏培养他坚强的意志品质和抗挫力十分必要。

对周同学的心理辅导分为三个阶段:第一阶段,运用尊重、真诚、共情等技术,以及倾听、鼓励、情感反应、内容反应等参与性技术建立良好的辅导关系,让他感受到自己被接纳、尊重和信任,为心理辅导的顺利进行打下基础;第二阶段,运用解释、指导等影响性技术来分析问题,探究原因;第三阶段,针对周同学的想法和他进行直接讨论,调整认知,促进周同学身心健康发展。

通过心理辅导,心理教师努力让周同学树立正确的挫折观——遭受挫折时要努力控制好自己的情绪,采取一些比较积极的反应方式;分散压力,不要把痛苦闷在心里,应当主动倾诉,争取他人的谅解与帮助;丰富自己的闲暇活动,增强自信心。

通过三个阶段的心理辅导以及日常的心理健康教育,周同学的认知发生了改变,增强了积极的行为倾向,提高了坚强的意志品质和抗挫力。如图 7-10 所示,那是一个攻坚克难、攻城略地的奋进场面,战士在冲锋号吹响后充满战斗气势。那股满满的正能量,说明周同学已经彻底扫除了以前消极颓废的精神状态。

图7-10

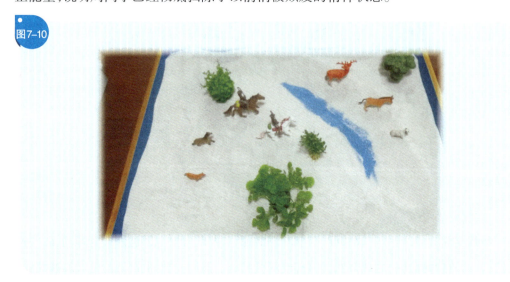

四、在培养学生幸福快乐品质中的应用

幸福,是指一个人的需要(更多的是指物质需要)得到满足而产生的喜悦,它是由物质因素和精神因素共同决定的。快乐,是人精神上的一种愉悦、心灵上的一种满足,是一种感受良好时的情绪反应。由于各种原因,我们看到的更多的是学生在学校的学习中表现出的压力和焦虑、苦闷和烦恼,几乎没有学生说自己有幸福快乐的感觉。沙盘游戏可以在一定程度上培养学生幸福快乐的品质,满足学生的精神需求。

慧同学,女,高二学生。慧同学早年与父母分离,在和祖父母生活期间,祖父母对堂兄弟过多呵护,对慧同学造成了一定的影响,她很敏感、孤独、伤感。上小学后,母亲过分的责骂造成了她胆小、害怕、自卑的心理。母女关系不和谐,父亲角色的缺失也导致了她安全感不足。进入高中后,她没有很亲近的同学,也没有可以信任的老师。虽然有时和同学有说有笑的,但别人不知道她的内心其实并不开心,她非常害怕被别人抛弃。慧同学说,在校期间她基本都是闷闷不乐的,毫无幸福快乐的感觉,许多时候她觉得自己仿佛行尸走肉一般。图7-11是慧同学的初始沙盘,她把这幅沙画取名为"温暖",而她自己其实感觉不到温暖。整个盘面没有生气,除了身心被缠住,其他一片荒凉。

图7-11

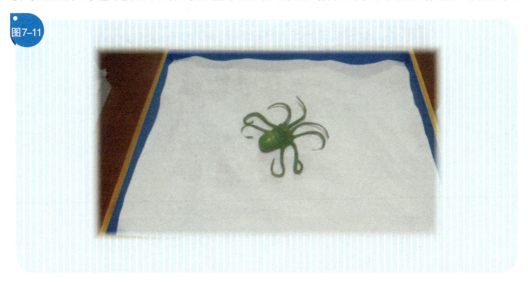

不得不说，当今学生的幸福快乐感普遍缺失，这一现象令人担忧。造成这一现象的原因众说纷纭，有社会功利与浮躁现象日益严重、学习与升学压力不断增大、父母功利式教育等。面对慧同学的这种情况，心理教师结合学校教育工作，通过三个阶段对她进行心理辅导。

第一阶段辅导的重点是帮助慧同学逐步树立正确的幸福观。心理教师还借助学校的人生理想教育培养她判断是非的能力。第二阶段辅导的重点是鼓励慧同学建立良好的人际关系，特别是同伴关系。同学之间相互理解、尊重和信任，是一个学生幸福快乐的基础和基石。心理教师鼓励慧同学多与同学交往，寻找共同爱好和志向，在尊重中学会尊重，在幸福中感受幸福。第三阶段辅导的重点是让慧同学挖掘课堂里的快乐，体验幸福的课堂教学。幸福课堂应该是学生学有兴趣、学有所获、学有情趣、学有自主、学有创造的课堂。这就要求教师创设民主、平等、和谐、幸福的课堂，不但要因材施教，更要因人施教，让学生在宽松、愉悦的环境中学习。

经过三个月的心理辅导，慧同学的情况有了明显的改变。图7-12是她的沙画《拯救》。

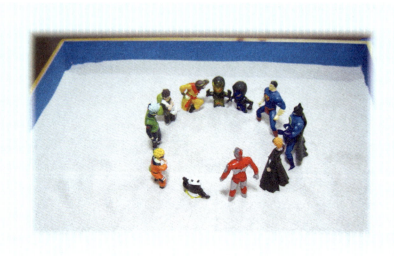

慧同学摆放的人物全部是正义者,他们正在开会,商量一些拯救的事。拯救谁呢?拯救人类!因为她过去孤独、不开心,缺乏安全感,做事不是很顺利,所以想要借助外界的力量来拯救自己的心灵。

从这幅沙画来看,慧同学的人际适应能力得到了发展,内在能量越来越充足。通过拯救,她有了积极的自我意识,曼陀罗原型意味着她获得了一种幸福与快乐的精神状态,找回了自信。

第三节 沙盘游戏在帮助学生问题矫正中的应用

近年来，我国中小学生心理问题越来越严峻，有一些学生甚至出现严重的心理障碍，发生自残自伤甚至自杀等危机事件。学生的心理问题大致可以划分为一般心理问题、严重心理问题和重大心理危机三大类型（具体请参见浙江省教育厅下发的浙教办教科〔2014〕66号文件）。

一、在一般心理问题学生中的应用

所谓一般心理问题学生，主要是指学生在学习和生活中出现一些常见的心理问题；因情感受挫、人际关系失调、学习困难、适应困难等出现轻微心理或行为异常；由于身边同学出现心理问题而受到影响，产生恐慌、担心、焦虑、困扰等。相对而言，这部分学生在学校中占较大比例。我们从学生的多动倾向、学习困难以及人际冲突等三个方面加以说明。

（一）多动倾向学生的沙画分析

中小学生都是好动的，好动是他们的特点，是正常的。但是，好动、多动或多动倾向、多动症这三者是有本质区别的。中小学生在家里和其他场所活泼好动，但在纪律制度的约束下有一定的自我管控能力，这样的中小学生只是天性活泼，是好动。中小学生在家里和家外等各种场所，在受到约束的情况下都不能安静下来，他无法控制自己的行为，纪律制度也对他不起作用，这样的中小学生就有可能是多动倾向学生，需要检测其是否具有多动倾向。多动倾向学生最突出的表现就是容易分心，注意力难集中是测量多动倾向的重要指标。

多动症，国际上称作"注意力缺陷多动障碍（ADHD）"，又称"注意力缺失综合征"，是儿童常见的一类心理障碍，表现为与年龄和发育水平不相称的注意力不集中、活动过度和情绪冲动，常伴有学习困难、品行障碍和适应不良等问题。部分多动症学生成年后仍有症状，他们的学业、身心健康以及成年后的家庭生活都受到明显影响。轻度多动症可通过训练来治疗，严重多动症需要药物治疗。

周同学，男，小学二年级随班就读生。经检测，他有极度明显的多动倾向，经医院检测确定多动症，并伴有发育迟缓问题，身心发育都跟不上班里的其他孩子。周同学上课注意力集中时间只有几十秒，他会随意地离开座位跑来跑去，即便坐在位子上，也会挪椅子、踢桌子等，不停地发出声音。他虽然也愿意听老师的指令，但保持时间很短。他经常弄丢东西，说话时思维跳跃，回答问题经常和老师的提问不一致，让老师非常头疼。这是他的沙画（图7-13）。（本案例由宁波市江北区洪塘实验学校覃昊韵老师提供）

图7-13

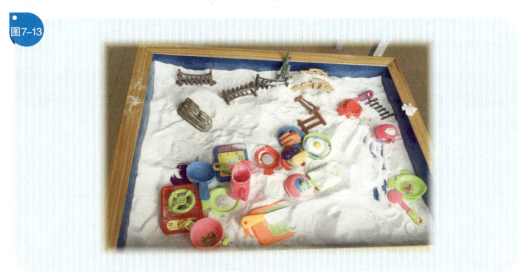

周同学非常喜欢沙盘游戏。他非常喜欢厨具类的沙具，每一次游戏都要拿出锅、碗、瓢、盆、煤气灶等。他会假装自己正在做菜，把沙子放进容器中倒来倒去。在他的家庭里，母亲是主要养育者，父亲参与很少。他的沙画几乎没有出现过男性象征的角色。他一直玩厨具。心理教师提示："你看看，这里还有什么其他玩具是你喜欢的吗？"他挑选了栈桥、铁路等。

周同学是个特殊孩子，他长期处于被忽略和孤立的境地，他渴望别人能和他交流，也渴望有人能走进他的内心。他的心里有很多路，他想走出去，也想让人走进来。

针对多动倾向（或多动症）学生，建议：第一，加强学校同多动倾向学生家庭的联系。班主任一定要与这些学生家庭进行经常性的联系，要给学生家长提供合理的教育建议。第二，合理安排教室座位。要把多动倾向学生的座位安排在干扰较少、方便老师监管的地方，或安排他们与注意力集中的学生成为同桌。第三，为多动倾向学生提供专门的辅导与训练，努力提高这些学生的自控能力。

（二）学习困难学生的沙画分析

学习困难学生是指那些智力正常的学龄儿童，在阅读、书写、拼字、表达、计算等方面表现出明显的困难，导致学业成绩明显落后。学习成绩落后和学习效果较差是学习困难的具体指标，而造成学习不良的本质原因是学习障碍。

学习困难不是原发性心理障碍，其原因可能由环境因素、心理因素所致，也可能与脑功能异常、心理疾病有关。学习困难的发生率在不同的文化背景、社会环境和教育条件下存在差异，且受所采取的标准、定义及研究方法的影响。

小王，男，初二年级。他是一个学习困难学生。这是他的沙画（图7-14）。

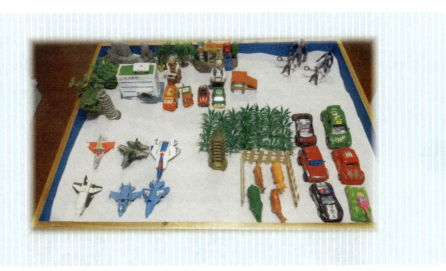

图7-14

　　心理教师让小王讲讲沙画里发生的故事。他说:"那些战士去和日本人打仗。公寓里住着爸爸、妈妈和老师,他们正准备逃走。碉堡里的那个指挥官是我,我是负责在后方指挥的。"心理教师问:"你为什么不去前线指挥?"他说:"怕死,所以我的身旁还有狙击手。"心理教师问:"那些狙击手是谁?"他说:"是我的同学。"心理教师再问:"那你不怕失去这些同学吗?他们去前线打仗了,而你在后方,这样做合适吗?"听完心理教师的话,小王沉默了。最后,心理教师让小王说说做沙盘游戏的感受,他说很激动,感觉整个场面堵得慌。"打仗"犹如学习,"逃走"就是逃避学习、逃避压力,"怕死"就是害怕学习。小王向我们展示了他深感学习艰难而临阵脱逃的情绪。

(三)人际冲突学生的沙画分析

　　现代社会中,人际关系已经成为影响人们学习、事业与生活的主要因素。
　　人际冲突,这里具体是指人际关系失调。中小学生的人际关系主要包括亲子关系、师生关系、同学关系以及异性关系。一个人不可能脱离他人而独立存在,总是要与他人建立一定的人际关系。如果处理不好人际关系,学生的学习和生活会受到很大的影响。

张同学，女，高二学生。她的主要问题是不想上学，并不和爸妈沟通。在家时，她常常一个人待在自己的屋里，并将门反锁，不准爸妈进自己的房间。她上网聊天、打游戏，不接受爸妈的管理。一天，她在网上遇见一个男孩，很喜欢他，并决定要和他建立恋爱关系。爸妈知道这件事后，坚决反对并动手打了她。从此，张同学不再去上学，没日没夜地泡在网上。父母无奈，把孩子带到心理咨询室。图7-15是她的沙画。

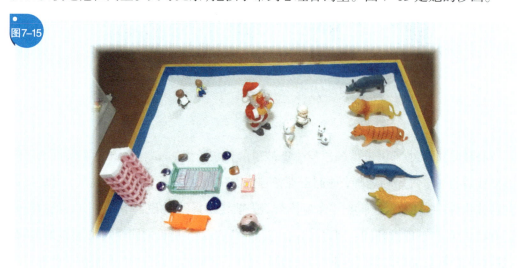

图7-15

张同学的沙画以家具和大型猛兽为主，还有几个人物。家具象征她早年生活的家：有床，有椅子，还有来自家庭的温暖；猛兽代表她青春期的反抗；人物代表她内心渴望沟通。可以看到，张同学的内心世界局限于自己的家庭，但她很渴望有像圣诞老人那样的人来关爱和呵护她，像小天使般的朋友来陪伴她。一个17岁的女孩，她的内心世界仍然停留在6—7岁，这一方面说明她依恋父母、恋家宅家，另一方面说明她没有合适的交往对象。因此，促进她尽快成长，学会和父母分离，并妥善处理与父母的关系，是当下心理辅导的目标。

沙画中，圣诞老人是她的无意识，表达了她内心对父母的爱和理解的渴望。圣诞老人这个原型，在沙盘游戏中可促进激活、恢复、转化、治愈个体，让其变得无私、奉献、乐于助人，对促进个体的心理健康和人格发展都有积极的作用。借助圣诞老人的原型,经过多次心理辅导与沙盘游戏后,这个17岁的叛逆女生走出了心理阴影,情绪逐渐平缓,并再一次走向校园。

二、在严重心理问题学生中的应用

所谓严重心理问题学生,主要是指学生在学校心理普查或心理辅导中有明显的心理、行为异常,或在学习或生活中遭遇突然打击而出现明显的情绪行为异常。如近期家庭生活中出现重大变故(亲人死亡、父母离异、家庭暴力等),遭遇突发性创伤或刺激(性伤害、意外怀孕、自然灾害、校园暴力、车祸等),重大考试或事件(比赛、竞赛、评比等)出现严重失败,与同学、教师、父母等发生严重(甚至肢体)冲突等,导致学生有明显的情绪、行为异常。总的说来,严重心理问题学生在学校中占比较少。我们从学生的情绪冲动、考试焦虑以及亲子对抗等三个方面加以说明。

(一)情绪冲动学生的沙画分析

中小学生的情绪是以冲动和爆发为主要特点的。遇到不顺心的事或物,他们就会不开心,如果再有一些小小刺激,他们就难以控制自己,容易发火闹情绪。

情绪冲动学生有以下特征:第一,紧张性。当他处于激情状态时,会感到自己的情绪越来越高涨,身上就像着了火似的,难以控制。第二,暂时性。情绪就像暴风雨一样,来得猛,但去得快。第三,爆发性。处在激情状态中的学生,会竭尽全力地去表达自己的内心感受,充分释放自己的心理能量。第四,盲目性。学生在激情状态下,认识范围骤然缩小,分析能力下降,别人的劝告及过去的经验都被遗忘,因此常常不能正常地处理问题。

肖同学,男,初二学生。从小老实憨厚,比较听话,学习成绩比较优秀。他妈妈对他管教比较严格,肖同学有点怕妈妈,在妈妈面前不敢乱说乱做。进入初中后,肖同学的叛逆性突然大增,母子冲突经常爆发。他凡事都与妈妈对着干,动不动就发脾气。

只要稍有不顺心的事,他就很难控制自己的情绪,总要拿某件东西来出出气,学习成绩也严重下滑。肖妈妈对他的学习情况非常着急,一次多说了孩子几句,想不到肖同学大发雷霆,跟妈妈大吵大闹了一场,把肖妈妈吓坏了。从此,肖妈妈不敢像之前那样严格地管教他了,父母二人都把他当成家里的定时炸弹,谁惹他谁倒霉。图7-16是肖同学的沙画。

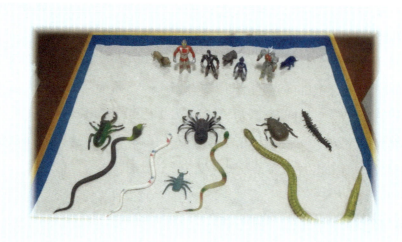

从肖同学的沙画可以看出,他的无意识表现出了强烈的攻击性,可见母子冲突与抗争已经到达了相当严重的程度。

中学生由于自控能力较差,情绪冲动明显,因此常常在不该发脾气的时候发脾气,在不该争吵的时候争吵。久而久之,亲子之间容易产生隔阂。情绪一旦爆发,学生很难进行调控。所以,必须事先预控。对待情绪冲动学生,老师要让他们学会自我情绪管理。当情绪特别紧张、即将爆发的时候,学生可以及时转移注意力,做自己喜欢的事情,比如找人倾诉、去图书馆看书、约上好友去运动或健身、外出逛街或看风景、看电影、听音乐会等,这些方法都能让自己平静下来,同时摆脱紧张情绪对自己的影响。学会管理和调控自己的情绪,是学生走向成熟、迈向成功人生的重要基础。

(二)考试焦虑学生的沙画分析

考试是中小学生日常生活中的主要应激事件,其中又以升学考试(中考或高考)的影响最大。考试焦虑是学生中常见的一种心理现象。

考试焦虑是在一定应试情境激发下产生的一种心理反应状态,它以担忧为基本特征,以防御或逃避为行为方式。考试焦虑按出现的先后时间,可分为考前(备考)焦虑、考中焦虑、考后(等待结果)焦虑和延迟(结果公布)焦虑四个阶段,具体表现有情绪紧张、烦躁不安、心跳加快、胸闷等,通常还伴有躯体化症状,如心悸、头痛、头晕、消化不良、腹泻等。

李同学,女,高二学生。父母忙于经商,很少陪伴她,但对她很疼爱,寄予很大希望。李同学从小特别懂事,学习刻苦,成绩优异,是老师和同学口中的好学生。进入高中后,因为高一摸底考试成绩不理想,她开始感到紧张、焦虑,情绪波动增大,而且经常自责。这样持续了一年多,她的学习效率受到影响,成绩也逐渐下滑。据她自述,近两个月来,她经常感觉心烦气躁、紧张、焦虑,上课注意力无法集中,还出现头疼、心慌、失眠、多梦等躯体化症状。还有不到一个月就要期末考试了,但只要提到或想起考试的事,她就觉得心烦,甚至想吐,可又吐不出东西来。SCL-90测试(焦虑因子2.9分,抑郁因子2.5分)、SDS测试(51)和SAS测试(62)结果提示她有中度焦虑,暂无抑郁现象。图7-17是李同学的沙画。

沙画上部有一幢房子,房前孤零零站着一个小女孩,女孩两侧分别是一张床和一架无人弹奏的钢琴。女孩对面是一条很宽的河流,河里没有任何生命,有一座小桥倒在河的尽头。河对面有一对中年男女在望着小女孩。整个盘面看上去有点荒凉,缺乏能量,没有生气。

女孩想回到父母身边,但留给小女孩的只有一条路,这是一条有着遥远距离、没有桥梁、被河流阻隔的路,她的回归梦被隔断了。这显示了李同学的无助和失落感,以及她内心深深的悲怆。沙画中的情景整体偏左,投射出她有退行现象。

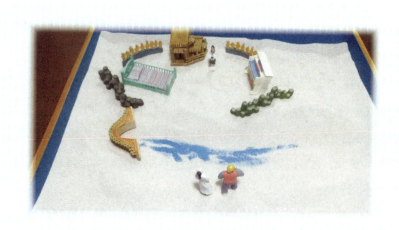

图7-17

考试焦虑是学生生理、心理与环境综合作用的产物。对待考试焦虑学生,老师可以这样做:第一,提醒学生正视压力。心理学研究表明,适度的压力有利于学习效率的提高。压力本身并不可怕,重要的是如何把压力调整到适度水平。第二,帮助学生制定恰当的总体目标和阶段进步目标,不提出超出能力的要求。第三,教会学生自我减压训练,比如自我宣泄、深呼吸、按摩内关穴、全身肌肉放松法等。第四,帮助学生形成积极的自我暗示。

(三)亲子对抗学生的沙画分析

孩子进入初中后,不像小学时那么听话,经常会"犟头倔脑",时时顶嘴,事事抬杠,常与父母对着干——这恐怕是所有家长的困惑。其实,这是孩子进入青春期的正常表现。处于青春期的中学生开始为独立做准备,在心理上跟家长分离,表现出强烈的独立意识。然而很多家长不了解中学生这一特点,没有做好心理准备,于是亲子之间经常发生冲突与对抗。

小黄同学,男,初二年级。自从上了中学,黄母发现儿子越来越难管教了。每天晚上吃完饭，儿子就拿着电视遥控器不撒手，催他做作业，他还嫌烦，说："我自己安排，别干涉我的自由。"小黄屋子乱七八糟也不收拾，头发长了也不剪，还把头发染成了棕黄色。黄母非常担心儿子学坏了，就打电话向班主任和同学了解情况，得到的结果居然是情况都还不错。对于儿子的种种"劣迹"，黄母经常在吃饭时数落，要求他认真改正。但是，经常是黄母话只说了一半，小黄就放下筷子摔门回屋了。黄父经常出差在外，对儿子的状况了解不多。一次，听了黄母抱怨后，黄父狠狠训了儿子一通，一生气还动手打了儿子一巴掌。此后两个多月，小黄和黄父一句话也不说，和黄母的沟通也越来越少了。图 7-18 是小黄同学的沙画。

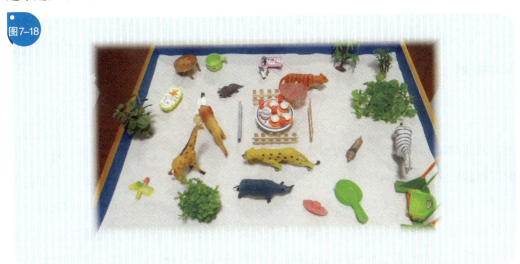

图7-18

这是一个典型的青春期亲子冲突与对抗的案例。小黄同学的沙画暗示了亲子关系有严重问题（人物位置分离，一家老少三代不亲热）。曾对小黄严加管教的妈妈让老虎咬了，暗示母子关系严重对立，且母亲已受到伤害；花草树木不多，说明他内心的资源和支持并不多；沙画里有很多猛兽，虎狼成群（小黄最先摆的就是一只老虎），说明人际冲突严重（在家，爸爸很凶，脾气暴躁，他很害怕；在学校，高年级同学要欺负他）。

对待亲子对抗学生，老师要通过各种途径帮助家长把亲子对抗转化为亲子合作。第一，家长应该与孩子一起制订相关规则。第二，孩子每次的抗拒行为，其实都是在传达一些信息，家长要多多反思。要求孩子做到的事情，父母一定要以身作则。第三，要有同理心，要站在孩子的角度体会他们的想法与感受，倾听他们的想法，发现问题，及时补救。

三、在重大心理危机学生中的应用

所谓重大心理危机学生，主要是指学生有严重心理障碍（如严重的人格缺陷）、重度神经症（如重度抑郁症、恐惧症、强迫症、焦虑症等）或精神分裂症，有自杀倾向或自杀未遂行为。相对来说，这部分学生在学校中是极少的。但是这些学生如果得不到及时、有效的心理救助，一旦出现危机事件，对学生和学校的影响将是巨大的。这里从人格缺陷、重度神经症以及自杀自残等三个方面加以说明。

（一）人格缺陷学生的沙画分析

人格缺陷是相对人格障碍而言的。人格障碍是一种病态（与人格健全相对立），而人格缺陷在很多人身上均有所体现。人格缺陷是人格的某些特征相对于正常而言处于一种边缘状态或亚健康状态，是介于人格健全与人格障碍之间的一种人格状态，也可以说是一种人格发展的不良倾向，或者说是轻度的人格障碍。人格缺陷并没有一个标准的行为模式。常见的人格缺陷有性格偏激、行为异常、乖张、情绪控制能力差、性格孤僻等。具体表现可以分为反社会性人格缺陷、回避性人格缺陷和边缘性人格缺陷三种类型。

性格偏激，是指性格特征明显偏离正常，形成了一贯的反映个人生活风格和人际关系的异常行为模式。主要表现有：第一，认知上的片面性。性格偏激的人以绝对的、片面的眼光看问题，以偏概全，固执己见，好钻牛角尖。第二，情绪上的冲动性。性格偏激的人总是按照个人好恶程度论人论事，缺乏理性的态度和客观的标准，易受他人的暗示和引诱。第三，行为上的莽撞性。性格偏激的人在行动上莽撞从事，不顾后果。

性格偏激的人多存在社会适应不良,本人也深感痛苦。

王同学,女,初一学生,体育特招生。从小家庭环境不好,经常与父母发生冲突。在学校经常与老师和同学发生争执,而且时有动手行为发生,因此师生关系紧张。小学四年级的班主任比较严格,经常把她叫到办公室,于是她开始反感,不大听课,成绩开始下降。她常说"讨厌班主任,对自己不公平""没兴趣学习"等话。进入初中后,她与老师关系很疏远,见到老师不会主动打招呼,并且对老师的批评感到反感,会在课堂上与老师争执。"别人欺负我,我就要反抗,不想忍。"她脾气很大,情绪很冲动。父母问她问得多了,她就会发脾气,大喊大叫,很难控制自己的偏激行为。图 7-19 是王同学的沙画。

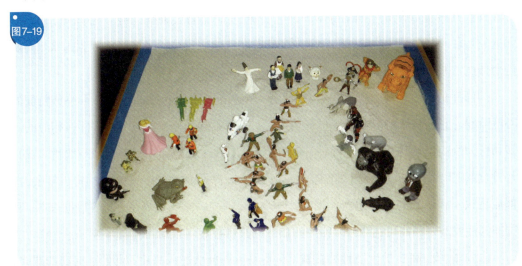

图 7-19

王同学的所作所为,从心理层面来讲更多的是偏激心理在作祟。中学生性格和情绪上的偏激,是一个不可小觑的缺陷。沙画中,王同学构造了两个冲突圈。据她自述,站在左下角蟾蜍前的就是她本人,蟾蜍是她的父母,也就是她每天"斗争"的主要对象;而右边则是她与老师及同学的争斗(站在黑猩猩前面的那个是她自己,黑猩猩是班主任,其他怪物是同学)。该沙画火药味很浓,一副"与天斗其乐无穷,与人斗其乐无穷"的架势。性格偏激不仅影响王同学的学习与生活,妨碍她正常的人际交往,同时还会给她自己蒙上一层消极、阴暗的色彩。

对待性格偏激的学生，老师可以这样做：第一，拉近距离，传递关爱。班主任（或其他科任老师）要找时间与学生平等沟通，真心关怀学生，努力发现学生闪光点。第二，自我管理，塑造人格。让学生明确自控行为的主要目标，严格规范自己的行为。第三，沟通家长，健康成长。经常与学生家长沟通，以便学生能感受到家的温暖。教师必须做好家校沟通工作，充分发掘各类资源，培养心智健康的学生。

（二）神经症学生的沙画分析

神经症是精神障碍的总称，包括抑郁症、强迫症、焦虑症、恐怖症、躯体形式障碍等。神经症的症状复杂多样，具体表现有头痛、失眠、记忆减退、胸闷、心悸等，并伴有强迫、焦虑、恐惧、躯体不适等症状。神经症症状的出现、变化与精神因素有关，会妨碍个体的心理功能和社会功能。

抑郁症是指由各种原因引起的、以显著而持久的心境和情感改变为主要临床特征的心境障碍。它的临床特征以情感低落为主要的、基本的和原发的症状，常伴有相应的认知和行为改变，情绪的消沉可以从闷闷不乐到悲痛欲绝，自卑抑郁，甚至悲观厌世。2014年，世界卫生组织发布的《全球青少年健康问题》报告显示，在10—19岁的青少年中，抑郁症是致病和致残的主要原因。据中华医学会《精神医学新进展》提供的数据表明，我国抑郁症发病率最高可达3.5%，10%—15%的抑郁症患者最后都选择了自杀。

朱同学，女，高二学生。性格内向，不爱说话。自从进入高中，她明显感到功课多，学习累，压力大，父母烦。她想过不去上学，但看到父母的期盼，又硬着头皮上学去了。每天起床后，她都感到生活很枯燥、无聊，心情很压抑，全身上下不自在也不舒服，什么也不想干，就想一个人待着。她发觉自己不仅学习成绩明显下降，而且还失去了学习动力、学习兴趣，就连对自己最喜爱的网络游戏都提不起兴趣了。日常自理，例如刷牙、洗脸等，她都觉得力不从心。她甚至有过自杀的念头。母亲陪着朱同学看过不少医生，吃了很多药物，但都没有什么效果，父母非常担心焦虑。经过医院评估，朱同学患有中度抑郁症。图7-20是她的初始沙画。

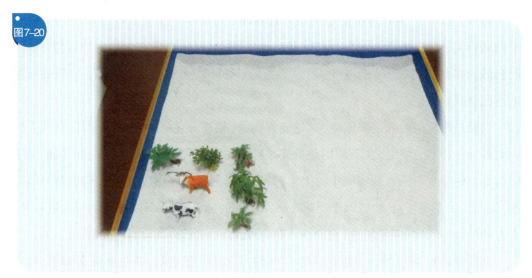
图7-20

朱同学先种了五棵树,然后放进一只羊、一头牛,最后犹豫是否该放一块草皮子(最终没有放进去)。她在沙盘的左下角用五棵树做了围栏,再放了羊和牛,这投射出她极度缺乏安全感;没有放绿色的草皮,这投射出她缺乏解决问题的动力;整个沙盘中只有动植物没有人,说明她的人际互动能力较差,或者她不愿意进行人际沟通,回避(或害怕)与人交往;沙盘中没有人,这意味着自我的迷失或缺失;所有沙具及相关制作都集中在左下角,反映出她的问题大多是一种退行性的表现。总体来说,朱同学性格内向、不爱说话、自卑、缺乏安全感,回避与人交往,精神动力缺乏,没有生活气息。

对待患有抑郁症的学生,要从家庭做起。家长要尽力为孩子创造良好的家庭情感氛围。第一,家长要耐心倾听孩子的烦恼,让他们有释放压力的渠道。第二,家长要多关心孩子,多陪伴他们,经常问问他们最近有没有烦恼的事。第三,家长要鼓励孩子独立自主,努力适应社会。第四,家长要给孩子树立健康的价值观。当然,老师在班级中要努力给抑郁症学生传递关爱和温暖,鼓励学生之间相互鼓励,这也是至关重要的。

(三)自杀自残学生的沙画分析

自杀是指一个人在复杂的心理活动作用下，蓄意或自愿采取各种手段结束自己生命的行为；自残是指人对自身肢体和精神的伤害（由于对精神的伤害难以觉察，因此自残大多是指对肢体的伤害）。自杀未遂的肢体伤害也被认为是自残，自残最极端的情况就是自杀。

自杀最常见的原因是抑郁症，其他还有殉情、精神分裂症、疾病等原因。自残人群中大多是青春期的学生，主要原因是身体与心理发展的不平衡，如人格解体、烦恼无法应对等。中学生自杀自残案例中的主角多患有抑郁症和焦虑症，或者长期遭受校园欺凌。因亲子关系严重对立，或亲子严重冲突而发生的自杀自残事件也逐渐增多。近年来，青春期学生冲动性（或情境性）自杀的人数急剧上升，这亟待社会的高度重视。

文同学，女，高二学生。据她自述："小时候父母都宠着我，我想要什么都能得到。上了初中，父母对我有了很多限制，比如什么时间该睡觉，什么时间该学习……整天对我唠唠叨叨，我顶他们几句，他们就要生气。一次，父亲竟然动手打了我，这可是从来没有过的，我绝望了，感到这个家待不下去了，就撒腿跑出了家门。我边哭边在大街上走着，越想越伤心。不知什么时候，我发现自己的左胳膊已经被抠出了一道血印，当时我没有感觉到一丝疼痛，反而产生了一种快感。半夜回到家，我拿起桌上的小刀就向自己的腕上划了下去，看着一道血印出来了，我竟然笑了，笑着笑着眼泪也下来了，我知道自己的心在流泪。前天我又和父母吵架了，他们发现我的成绩直线下降，说我不争气。我当时气极败坏地说：'你们就只知道我的成绩，难道除了成绩就没有别的了吗？你们不配做我的父母！'父母当时愣在那里，不知所措。我哭着跑进自己的房间，又用刀划自己的手腕。父母敲开门，发现我的胳膊在流血，他们吓坏了……"说完这些，她似乎轻松了许多，然后看着我，说："老师，我知道我不正常，心理有毛病，所以我才来找你，希望你能帮帮我！"图7-21是文同学的初始沙盘。

图7-21

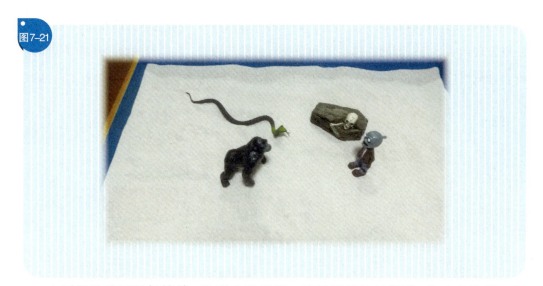

　　文同学的沙画看似简单,实则内涵无穷。从她摆放的过程看:先在左边摆上猩猩,第二在右边摆上怪兽,第三在左边摆上彩色的毒蛇,最后在右边摆上棺材。左右两方抗争、冲突、攻击,最后,左边的毒蛇输了(彩色意味着流血),右边的怪兽获胜。文同学说,右边是主角,主角往往是胜利者。胜利的那一刻,也是死亡之时。从整体画面看,整个沙盘几乎没什么色彩,也无绿色的植物,呈现荒凉的感觉。所有沙具均以黑色为主调,黑色象征着死亡(或走向毁灭),展现出一片萧瑟恐怖的气氛。尽管左边沙具体积庞大,力量大,但最终右边胜利,而胜利就是终结、谢幕,意味着走向毁灭。

　　心理学认为,个体在成长过程中的心理病根,源自他们的家庭生活与亲子关系模式。现行教育模式下,学校承担着应试的任务,不少学生和家长错将好成绩当作人生价值的唯一体现,造成学生教育的缺位,这值得我们深思。当然,在上述这个案例中,文同学经过心理教师几个月的心理辅导与咨询,基本摆脱了自残自伤的行为。

　　中学生自残的原因很多,其中自我同一性紊乱是核心原因。所以,心理咨询与治疗是应对学生自残的主要对策之一。

　　中学生的自残行为具有模仿性和传播性。以班主任为核心的教师心理健康教育工作团队,在日常教育教学过程中,要特别注意做好针对高危学生的动态预警工作。一旦发现苗头,应立即向心理教师和学校有关部门报告,在学校的统一组织下启动学校心理危机应急预案,进入危机干预流程,最大限度地保护学生的生命安全。

附：

沙盘游戏治疗师的成长之路[①]

申荷永

一、怎样才能做好沙盘游戏治疗？

简单来说，"用心"好了；用心便能做好沙盘游戏治疗。那么如何才能"用心"呢？

（一）一个基础：核心心理学

我曾用三个层面来呈现汉字之"心"的意义：

1. 心者，生之本神之变也；
2. 心者，智之余，总包万虑谓之心；
3. 心者，实乃天地之心，如《易经》复卦：复其见天地之心乎。

如《易》之"研虑"和"洗心"，道家"心斋"和"心术"，儒家"尽心知性"和"忠恕"，以及佛教之"万法一心"，"本心俱足"。若能理解，若能融会贯通，便是我们心理分析与沙盘游戏治疗的"用心"。

卡尔夫在创立沙盘游戏治疗时，这一治疗方法就有着非常强的中国文化内涵。作

[①] 国际沙盘游戏分析师专访人物系列.[EB/OL].http://zhuanlan.zhihu.com/p/53408894.（有删改）

为中国的沙盘游戏治疗师,认识中国文化在治疗中的内涵、体现,非常重要。

(二)一个意象:爱

爱心无尽藏。作为沙盘游戏治疗师或心理分析师,我们要做的,便是要将"爱"之意象尽情发挥与体现。

在实际工作过程中,我们通过感受身体,感同身受,来获得与来访者的共鸣和共情。也如神秀法师的觉悟:

"身是菩提树,心如明镜台;时时勤拂拭,莫使惹尘埃。"

如能身心合一,也是用心的典范。

(三)一种功夫:感应

在共情与共鸣的基础上,我强调的是感应。"感应",如其汉字意象,以心传心,心心相印。"感"者,动人心也,从心从咸。如《易经》咸卦,以咸寓感:天地感而万物化生,圣人感人心而天下和平;观其所感,而天地万物之情可见矣!《易经》中也有"同声相应,同气相求",以及"顺乎天而应乎人"之说。

在沙盘游戏治疗的过程中,作为治疗师,总是要由感而发;同时,作为沙盘游戏治疗师,更要在"应"上下功夫,虚己而应物;也如好的心理分析师之"接受"与"容纳"的作用。

(四)一种境界:用心若镜

"用心若镜",本是庄子的教诲。庄子说:"至人之用心若镜,不将不迎,应而不藏,故能胜物而不伤。"这是其《应帝王》中的一段话。内涵容纳与自知,如老子所说"自知者明"。

"用心若镜",也如"核心心理学"之感应心法,其中所包含的无心之感,有心或无心皆可"用心";如《道德经》第一章:"故常无欲以观其妙,常有欲以观其徼";常无与常有,也都应体现于我们心理分析与沙盘游戏治疗的专业实践。这样,我们便能体现

"用心若镜",以及"应而不藏",体现庄子的教诲:"枢始得其环中,以应无穷。"

二、如何才能成为一个足够好的沙盘游戏治疗师?

首先要能做到卡尔夫的要求或期望。

卡尔夫认为,若是要做好沙盘游戏治疗,除了心理学的基础和训练,还必须具备这样两条:

其一是能够建立一个"自由与受保护的空间";

其二是对沙盘游戏治疗过程中"意象"和"象征"的理解。

(一)建立一个自由与受保护的空间

沙盘游戏治疗是以荣格心理分析原理为基础的深度心理治疗,突出无意识水平上的工作,因而,"自由与保护的空间"便具有更加重要的意义。简单来说,若没有自由与保护的空间,不仅很难从一般的意义上展开心理咨询或分析的工作,而且,来访者的"无意识",来访者的情结或阴影可能就不会呈现;若没有自由与保护的空间,即使来访者的无意识呈现,来访者的情结和阴影得以表达,那么,也不一定能够获得分析与疗愈的效果,甚至还会适得其反。

比如,来访者在沙盘的左下角放了一条蛇,并表示害怕蛇,有些焦虑和恐惧……那么,此刻,作为治疗师,如何"面对"这条蛇,是否能对这条"蛇",对蛇所引起的来访者的情绪做到共情或者抱持,才能决定是否具有"治疗"的效果。不然,则可能雪上加霜,加重来访者的焦虑症状。

对于深度心理治疗,所有的"症状"背后,都可能是某种情结或者阴影。当伴随恐惧和焦虑的"蛇"出现在沙盘中时,这"蛇"或许也具有某种程度上的"自主性";若它所感到的只是来访者的焦虑和恐惧,只是治疗师的敌意和拒绝,那么,这伴随恐惧和焦虑的"蛇",或许也会增加"敌意"和"拒绝"。

荣格曾说，深度心理治疗的关键，是要与无意识达成某种协议。通俗来说，便是要寻找一个有效的办法，与无意识中的情结和阴影打交道。于是，自由与保护的空间也是一种态度，一种胸怀。有容乃大，惟大能化。在这种意义上，便可理解心理分析与沙盘游戏所强调的治愈与转化。

(二)对"意象"与"象征"的理解

要理解意象和象征，需要一定的知识和学习，比如中国文化及其象征，古希腊的神话传说等，以及荣格分析心理学的重要著述，如荣格与其学生合著的《人及其象征》。

我曾用"沙""水"以及"沙具"为例，做基本的介绍。比如，我们可以从"沙"之汉字入手，获得其中象形与会意的理解；进而，我们可以感受"沙"中的原始本义，其形成过程，其存在的缘由和意义；然后，我们可以借助文化所赋予"沙"的意义得到扩充，如"沙中世界""沙门庄严""沙漏寓意"；最后，则是落实到临床意义，来访者对沙子的触摸，以及对沙子的体验与感受。

原型意象与象征在分析心理学中具有十分重要的作用，但是荣格也曾留下这样的教诲。他说：

"我常常告诫我的学生，尽可能多地学习象征性的理论，而当你分析一个梦的时候，就要把它们全部忘记。"

这一点对沙盘游戏同样适用。

比如，来访者在沙盘的左下角放了一条蛇，还用沙子去埋了几下，神色凝重，表现出一些紧张。作为沙盘游戏治疗师，你会如何去工作呢？

此刻若是去解释这蛇的象征意义，不管是蛇的攻击性，还是蛇的治疗性，还是"伊甸园"中与蛇有关的故事，或医神与蛇，都属于治疗师在说话。

我们的工作原则，我们心理分析与中国文化团队的沙盘游戏治疗所要求的是，作为治疗师，此刻，是要去感受来访者在选择以及摆放这蛇的过程中的"意象"，他/她的动作、表情、态度，同时，和来访者一起，"进入"沙盘，去感受这沙盘中的蛇，其背景、其大小、其蠕动、其姿势、其"呼吸"、其"表情"……此刻,治疗师与来访者,在沙盘游戏之自由与保护的空间中,融入其中、感同身受,"恍惚"之间(我用的是老子的恍惚),便有机会让"沙具"来说话,便能够听到沙具所要表达的话语;当然,要用心去听。

其次,沙盘游戏治疗师的基本功和专业训练是十分重要的。

曾有人看到沙盘游戏包含神奇的疗愈,便问多拉·卡尔夫沙盘多少钱,说要买一个回去自己去做。卡尔夫半开玩笑半认真地说,沙盘游戏离开了沙盘游戏治疗师,是没有什么作用的。也就是说,若没有专业沙盘游戏治疗师,所谓"沙盘游戏",与其他任何一种游戏差不多;但有了沙盘游戏治疗师,"沙盘游戏"才成为了不起的专业方法和技术。

按照国际沙盘游戏治疗学会(ISST)的要求,在心理学和临床心理学专业实践的基础上,要以荣格分析心理学和沙盘游戏治疗为主要内容进行逐步深入学习,要进行沙盘游戏治疗的个人体验,专业实习以及充分的专业督导……然后撰写以沙盘游戏治疗为基础的个案报告,通过最后考核才可能成为沙盘游戏治疗师。

按照国际沙盘游戏治疗学会的要求,若是要成为专业的沙盘游戏治疗师,那么,你所选择的课程、个人体验和专业督导,都必须要由具有专业资格的沙盘游戏治疗师来担任。

最后,伦理问题不容忽视。

早在2003年,ISST和美国沙盘游戏治疗学会(STA)便相继启动对"沙盘游戏"和"沙盘游戏治疗"的知识产权保护。也就是说,不具有ISST/STA专业资质的人,便不能任意使用或滥用"沙盘游戏"和"沙盘游戏治疗"。沙盘游戏在国内很受欢迎,这是好的一面;然而,类似"山寨"的急功近利者或"莆田系"似的炒作者也大有人在,于是,沙盘游戏也有被滥用或庸俗化的危险。

所有心理分析师和沙盘游戏治疗师专业训练中的重要部分便是职业伦理,专业设置和专业界限,这不仅是对来访者的尊重与保护,也是对所从事沙盘游戏专业的尊重和保护。当然,这也是对做一个好的沙盘游戏治疗师的基本要求。

参考文献

1. 张瑞玲. 如何运用沙盘游戏培养学生积极心理品质[J]. 课程教育研究, 2018（8）.

2. 张俊勤, 刘桂. 沙盘游戏进课堂培养儿童良好心理品质的实践研究[J]. 启迪与智慧, 2018（3）.

3. 宋玉凤, 张晶, 周路路. 沙盘游戏对小学高年级学生情绪智力发展的促进研究[J]. 课程教育研究, 2018（39）.

4. 郑元洁. 沙盘游戏法及应用[J]. 中小学心理健康教育, 2005（11）.

5. 王丽萍. 初中生攻击性特征及沙盘游戏干预[D]. 宁夏：宁夏大学, 2015.

6. 蔡宝鸿. 初始沙盘及其临床诊断意义研究[D]. 广东：华南师范大学, 2005.

7. 李江雪. 边缘型人格障碍的心理分析研究[D]. 广东：华南师范大学, 2006.

8. 陈丽丽. 沙箱游戏疗法对攻击性儿童的鉴别与干预研究[D]. 上海：华东师范大学, 2008.

9. [瑞]茹思·安曼. 沙盘游戏中的治愈与转化：创造过程的呈现[M]. 潘燕华, 蔡宝鸿, 范红霞, 译. 广州：广东高等教育出版社, 2006.

10. [意]肇嘉. 沙盘游戏与心理疾病的治疗[M]. 刘建新, 等译. 广州：广东高等教育出版社，2006.

11. 申荷永，高岚．沙盘游戏：理论与实践 [M]．广州：广东高等教育出版社，2004.

12. 张日昇．箱庭疗法 [M]．北京：人民教育出版社，2005.

13. 张日昇．箱庭疗法的心理临床 [M]．北京：北京师范大学出版社，2016.

14. [美] 特纳．沙盘游戏疗法手册 [M]．陈莹，姚晓东，译．北京：中国轻工业出版社，2016.

15. [美] 布莱德威，[美] 麦克寇德．沙游：非语言的心灵疗法 [M]．曾仁美，朱惠英，高慧芬，译．南京：江苏教育出版社，2010.

16. [美] 哈里特·S.弗里德曼，[美] 瑞·罗杰斯·米切尔．沙盘游戏治疗的督导 [M]．王锦霞，张敏，译．北京：中国人民大学出版社，2018.

17. 常承生．突破象征的困惑：心理沙盘治疗新探索 [M]．北京：科学技术文献出版社，2015.

后 记

沙,沙箱闻得天籁声。不知觉,过了几刻钟?
盘,盘桓其中苦与乐。未曾想,走过半生缘。
游,游历世事内外因。无形中,明白许多理;
戏,戏说你我习与性。再回首,已是觉悟人。

——自赋《沙盘游戏十六字令》

2009年7月下旬,我顶着骄阳来到北京,参加由中国心理学会举办的沙盘游戏培训班,懵懵懂懂地跨进了这个领域。回首十年,感慨万千:如果岁月有情,她一定还记得那位时常端坐在沙箱前不知疲倦地探究与体验的实践者;如果时间有意,她一定会点赞那位多少个深夜时分仍专注于沙盘游戏研究的独行客。

在拙作行将付梓之际,我衷心感谢我的恩师——北京师范大学林崇德教授,是他带我进入绚丽多彩的心理学王国,坚定了我将心理学研习作为一辈子的人生信条。感谢我的师兄——北京师范大学张日昇教授,他对我的指点至今仍让我记忆犹新。感谢浙江省教科院朱永祥院长、浙江省心指办庞红卫主任,可以说,没有他们的指导和鼓励,就没有本书的写作动力。感谢孙颖亮等地市心理教研员,李铭等区县心理教研员为我的沙盘游戏研习提供实践基地和案例支持,使我能进一步理解与把握沙盘游戏的操作精要;同时也感谢宁波市各区县心理教研员及宁波灵通心理咨询工作室,他们为我的沙盘游戏的理论与实操工作提供了各种帮助。

后 记

　　本书的出版，得益于宁波市教科所尹晓军书记的努力与支持。宁波出版社陈静主任、邵晶晶编辑在本书出版过程中付出了大量的努力，在此一并致谢！

　　走不完的前程，停一停，从容步出；急不来的心事，想一想，暂且抛开。

　　谢谢各位！

史耀芳

2021 年 5 月